实用冯氏小儿捏脊

佘继林 编著

北京出版集团
北京出版社

图书在版编目（ＣＩＰ）数据

实用冯氏小儿捏脊 / 佘继林编著. — 北京 ： 北京
出版社，2020. 8
ISBN 978-7-200-15631-7

Ⅰ．①实… Ⅱ．①佘… Ⅲ．①小儿疾病—捏脊疗法
Ⅳ．①R244.1

中国版本图书馆CIP数据核字(2020)第115696号

实用冯氏小儿捏脊
SHIYONG FENG SHI XIAO'ER NIEJI

佘继林　编著

＊

北 京 出 版 集 团
北 京 出 版 社 　出版

（北京北三环中路6号）

邮政编码：100120

网 址 ：ｗ ｗ ｗ . ｂ ｐ ｈ . ｃ ｏ ｍ . ｃ ｎ

北 京 出 版 集 团 总 发 行
新 华 书 店 经 销
雅迪云印（天津）科技有限公司印刷

＊

787毫米×1092毫米　16开本　8印张　140千字
2020年8月第1版　2021年12月第3次印刷
ISBN 978-7-200-15631-7
定价：39.80元
如有印装质量问题，由本社负责调换
质量监督电话：010-58572393
责任编辑电话：010-58572459

传承捏脊疗法

惠泽儿童健康

何鲁丽

二〇一六年十月

創馮氏捏脊仁濟
千家萬戶傳祖傳
秘技福澤四海五
洲

馮氏小兒捏脊出版致賀
丙申年冬日 佘靖

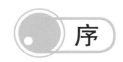

序

　　"冯氏捏积"是我家祖传医术。据先辈人讲，传到我父亲冯泉福这辈至少已有四代了。最早我家并不以此为业，偶有亲朋好友介绍过来的患儿就随时治疗，也不收费。由于"捏积"疗效显著，简单易行，前来求医者日益增多，于是从20世纪20—30年代起，我祖父和父亲便正式挂牌行医。

　　新中国成立后，人民生活安定，求医者渐多，我家的名声也越来越大，并引起了中国医学科学院儿科研究所的重视。他们专门派了两位科研人员到我家实地调研了两个多月，对患儿治疗前后的身体情况进行检验对比，结果充分肯定了"冯氏捏积"的疗效。打那以后，来我家看病的患儿骤增，我的两位叔父及其他家庭成员也先后参加到"捏积"工作中来，自此逐渐形成了从制药到治病的家族事业。20世纪50年代初，每逢夏秋之交都是"捏积"高峰，前来就医的患儿多达上千人，门前排队候医的队伍要沿着胡同拐两三个弯，从清晨5时开始，到下午1时才能看完。那时几乎是全家出动，就连我这个尚在读书的学生也要在假期帮助维持排队的秩序和参与事后的街道清扫工作。

　　党的中医政策好，国家对"冯氏捏积"给予了高度重视。我父亲曾在多种场合举办过"冯氏捏积"讲座，并于1956年被北京中医医院聘请到医院工作。我的两位叔父、一位堂姐也被北京市二龙路医院聘为儿科医生。我家也随即将祖传的"消积散""化痞膏"的秘方和制作方法，"捏积"的技法以及制作膏药未用完的珍贵药材——麝香一并无偿献给了国家。此后，我父亲在所在单位领导和同事的帮助下，陆续整理编写了有关"冯氏捏积"的技术资料，并开办了"冯氏捏积"学习班，还配合儿科同事做了大量的科研工作，这使得"冯氏捏积"的学术地位有了极大提高，使这一疗法得到了空前的普及。

佘继林大夫是一位认真负责的有心人。他自1983年开始担负起我父亲的学术传承工作，从一位中医内行的角度来审视和理解"冯氏捏积"，并对其加以阐述、补充和提高。早在1985年，他就编著了《冯氏捏积疗法》一书，此书经我父亲审阅后出版发行，将"冯氏捏积"介绍到了全国。在我父亲辞世后，佘大夫并没有停止"冯氏捏积"的传承工作，而是怀着更加坚定的信念努力做好这项工作。他在长达30多年的时间内进行了著书立说、录像存珍、办班普及、电视直播、电台讲座、基层推广、社区传授等多形式、多层面、多地区的学术交流和疗法推广工作，此外，在本单位至今还承担着已坚持长达11年的国际学习班的授课任务。为了落实中医药适宜技术在基层的推广，2016年，佘大夫应国家卫计委、国家中医药管理局等单位的聘请多次参加"冯氏捏积"疗法的全国学术会、培训班及中医儿科紧缺人才高级研修班的授课工作。这些扎实而又富有成效的工作不仅提高了"冯氏捏积"的学术地位，而且扩大了其在国内外的影响。佘大夫是我父亲当之无愧的学术继承人和杰出弟子。最近他又不顾年事已高，不辞劳苦地到处奔走，倾注了很多心血，充实了大量资料，写就了他的新作《冯氏小儿捏脊》，我期待着这一新作的出版发行，相信它会进一步推动"冯氏捏积"的普及和推广，更好地服务于人民。

冯振家

2016年10月

（注：冯振家系冯泉福之子，教育部退休干部）

自 序

　　中医药学，博大精深，它是中华民族5000年来文明和智慧的结晶。中医儿科学又是中医药学的重要组成部分，它荟萃了中华民族几千年来对小儿养育和对疾病防治的丰富经验，其中小儿推拿又是中医儿科的一大特色治疗手段，特别是当前随着人民生活水平的提高，人们对小儿养育和疾病防治的理念、健康要求都发生了巨大变化，"外治手段""绿色治疗"已成为家长们的普遍要求，强身保健和非药物治疗已经受到越来越多家长的重视和欢迎。

　　"捏积疗法"又称"捏脊疗法"，是中医推拿疗法在儿科的具体运用，是小儿推拿疗法的一个重要组成部分。该疗法早在晋朝大医葛洪所著《肘后备急方》中就有了文字记载，流传至今已有1600多年的历史。

　　在北京提起祖传四代、历经150多年、传承至今已达180多年的"冯氏捏脊疗法"几乎是家喻户晓，群众亲切地把冯氏医家称作"捏积冯"。

　　冯氏捏脊疗法具有强身保健和治疗疾病的双重作用，实用性强。本疗法的操作相对简单，便于掌握，易于推广，是基层和社区中儿童防治疾病最适宜的外治疗法之一，深受群众的欢迎和喜爱。当代医学文献表明："捏脊疗法治疗的各系统病症有85种，涉及上百个临床症状，其中37个病症被认为是捏脊疗法最适宜的病症，73个症状被认为是捏脊疗法最适宜的临床症状。"

　　当前，在提倡"绿色治疗"的形势下，小儿推拿疗法已经在全国范围内广泛推广开来，特别是冯氏小儿捏脊疗法，由于它具有操作简单、疗效明显、适应症广泛、具有防治结合的特点，备受广大家长的欢迎。2015年以来，我应国家卫生健康委员会、国家中医药管理局及多省市儿科专业委员会邀请，前后在北京、青岛、淄博、郑州、运城、太原、扬州、丽水、广州、成都、沈阳、秦皇岛等9省12市推广冯氏捏脊疗法，同时连续10余年参加北京中医医院举办的"中医国际学习班冯氏捏脊疗法"的授课任务。这些扎实而又富有成效的工作不仅提高了冯氏捏脊疗法的学术地位，而且扩大了其在国内外的影响。使本疗法跃身于全国小儿推拿疗法七大流派之一。

随着冯氏捏脊疗法的广泛推广，近年来对于本疗法的治疗机理的研究也不断深入，特别是对位于捏脊部位脊柱两侧"华佗夹脊穴"治疗机理研究的深入，使人们逐渐认识到华佗夹脊穴在捏脊疗法的治疗效果上起着十分重要的作用，它和捏脊部位的督脉、足太阳膀胱经共同对人体多系统、多脏器、多靶点进行了有效的治疗，其治疗作用不可轻视，同时，随着华佗夹脊穴治疗机理研究的不断深入，使捏脊疗法的治疗理论依据更加丰富有据，这种理论上的充实与升华必将推动冯氏捏脊疗法在临床中更加广泛的应用，根据这种变化，我在本书再版的内容中对相关内容都进行了及时的续编，用以提高捏脊疗法的学术水平，使这一古朴的疗法更好地为儿童保健事业服务。

我真诚地希望这本书的再版能够给冯氏捏脊疗法的传承、推广、创新带来更广阔的前景，同时供小儿家长、社区全科医生、基层妇幼保健人员及中医爱好者阅读、学习和使用。

俞继林

目　录

第一章　**誉满京城、名扬海外的冯氏小儿捏脊疗法 / 1**

一、捏脊疗法的历史 / 2

二、历经百年形成的冯氏小儿捏脊疗法 / 4

三、冯氏捏脊疗法的治疗原理 / 9

第二章　**冯氏小儿捏脊疗法要素之一 ——充分准备 / 13**

一、捏脊疗法的两种操作手法 / 14

二、冯氏小儿捏脊疗法的操作步骤 / 15

三、捏脊时的体位 / 17

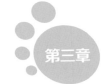

第三章　**冯氏小儿捏脊疗法要素之二——捏脊手法 / 21**

一、推法 / 22

二、捏法 / 22

三、捻法 / 23

四、放法 / 23

五、提法 / 24

六、揉法和按法 / 24

第四章　冯氏小儿捏脊疗法要素之三

——严格遵守注意事项 / 27

一、捏脊疗法的饮食禁忌 / 28

二、捏脊疗法的禁忌证 / 29

三、家长的个人卫生和日常锻炼 / 30

第五章　冯氏小儿捏脊疗法要素之四——独家秘方 / 33

一、冯氏口服消积散 / 34

二、冯氏外敷化痞膏 / 34

第六章　冯氏小儿捏脊疗法相关穴位 / 37

一、督脉上的相关穴位 / 38

二、足太阳膀胱经的相关穴位 / 41

三、配合冯氏小儿捏脊疗法的穴位 / 44

第七章　你也可以用冯氏小儿捏脊疗法给宝宝治病 / 63

一、捏脊之前学点儿科知识 / 64

二、宝宝得了什么病 / 65

三、做宝宝的捏脊大夫 / 73

第八章　冯氏医家趣闻逸事 / 107

一、名医施今墨和大医冯泉福的杏林情缘 / 108

二、1962年国家领导人邀请冯泉福老大夫出席
新年国宴 / 109

三、文脉相通、笔医相融——忆书法家刘炳森挥毫为冯老85岁
大寿祝福 / 109

四、冯氏医家的传家宝——双釉缸 / 112

五、冯氏医家和同春堂药店的医药情 / 113

六、北京动物园的黑猩猩受益于冯氏捏脊疗法 / 114

第一章

誉满京城、名扬海外的
冯氏小儿捏脊疗法

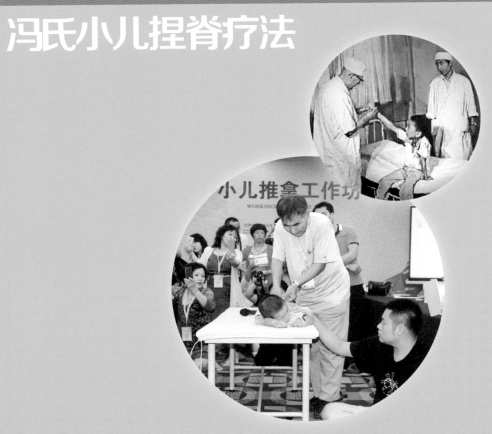

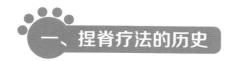

一、捏脊疗法的历史

　　小儿捏脊疗法是以中医的阴阳五行、卫气营血、经络学说为理论，通过捏拿小儿脊背所产生的良性刺激而治疗某些疾病的一种手法疗法。它是中医推拿疗法在儿科的具体运用，是小儿推拿疗法的一个重要组成部分。

　　推拿疗法又称按摩，在祖国的医学史上历史悠久，源远流长，甚至可以说，它是人类同疾病做斗争的最早手段。

　　在原始社会中，我们的祖先为了生存与发展，就要不断地进行生产斗争，在这个过程中就不可避免地出现各种外伤和疾病。在医药出现之前，人类没有治疗疾病的手段，只能本能地用双手抚摩患处来达到减轻疼痛的目的。这种简单易行的手段，使我们的祖先逐渐认识到：按摩是可以治疗疾病的。

　　随着生产力的发展，人类的医学知识也不断地增进，推拿疗法作为一种治疗疾病的重要手段，也被我们的祖先所重视和采用。由此可见，推拿疗法是我们祖先在与疾病做斗争的长期实践中所形成的宝贵经验。早在2000多年以前，现存最早的医学经典《黄帝内经·素问》中就有了关于推拿疗法的记载，如"形数惊恐，经络不通，病生于不仁，治之以按摩醪药"。意思是讲人多次遭受惊恐，造成经络不通，而发生麻木不仁，治疗它应当用按摩和服用药酒。在其他的史料中，如《史记·扁鹊仓公列传》中也记载过有关推拿疗法的内容。推拿疗法到了秦汉时期有了相当的发展。在《汉书·艺文志》中曾记有《黄帝岐伯按摩》十卷的书目，与此同时中医理论中的阴阳五行、卫气营血、经络学说也逐渐成形，给推拿疗法奠定了理论基础。东晋著名医家葛洪所著《肘后备急方》中，首次提出了"捏脊疗法"，书中写道："拈起其脊骨皮，深取痛引之，从龟尾至顶乃止，未愈更为之。"虽寥寥数语，但是，他把这种疗法的捏脊部位、手法的特色、捏脊的起止走向、疗程的多次性等特点都十分清楚地表述了出来，为后人的学习和传承提供了重要的学术依据。

　　到了隋唐时代，推拿疗法的发展到了历史上的第一个高潮。据《隋书·百官志》记载，当时已有"按摩博士二人"，说明在当时已设立了按摩科及按摩博士的官职。到了唐代，推拿疗法进一步发展，据《旧唐书·职官志》《新唐书·百官志》《唐六典》记载，当时不仅在官方的医疗机构中设立了按摩专科，而且设立了官方的按摩学校。在隋唐的一些医学名著中也记载了不少有关推拿疗法的内容，如《诸病源候论》每卷之末都有有关推拿疗法和体育疗法的内容介绍。同时推拿疗法的手法也逐渐形成不同的流派，如《千金要方》中曾载有"婆罗门按摩法"及"老子按摩法"。不仅如此，推拿疗法在儿科方面的运用也出现在一些医学专著中，如《千金要方》中记载有"小儿虽无病，早起常以膏摩囟上及手足心，甚辟寒风"。《外台秘要》中记载有"小儿夜啼至明不安寐……亦以摩儿头及脊验"。值得注意的是，这里已经提到了推拿疗法作用于小儿脊背的内容。隋唐时代推拿疗法的发展与成就为小儿推拿疗法形成一个独立的体系奠定了坚实的基础。

宋代，推拿疗法有了一定的发展，并被收录到官方所编纂的《圣济总录》中，但是元代战争连绵，使推拿疗法一时衰落了下来。

到了明清时代，推拿疗法再度兴起，形成了历史上的第二个高潮。明朝官方所设立的13个医科专业中，按摩专科就是其中的一科。在此历史时期内，小儿推拿疗法得到了比较充分的发展，形成了一个独立的体系，并逐渐衍生出一些不同的流派。这时有关小儿推拿疗法的专著也相继问世，如《小儿推拿秘诀》《小儿推拿方脉活婴秘旨》，以及《针灸大成》第十卷中记载的"四明陈氏按摩经"等。到了清初，推拿疗法有了进一步的发展，各医家在明代推拿疗法的基础上，都大大地丰富和完善了推拿疗法的内容。这个时期，各家的推拿疗法专著也较多，如《小儿推拿广意》《厘正按摩要术》《推拿抉微》等。明清时代的推拿疗法专著，不仅对前人的推拿疗法做了总结，而且各家的专著从不同角度对推拿疗法均有所创新。这些专著对推拿疗法的发展起到了积极的作用。当时由官方编纂的《医宗金鉴》中，也较为详细地记录了有关推拿疗法的内容。

鸦片战争以后，由于帝国主义的文化侵略，清政府的腐败，古老的推拿疗法遭到排挤和打击，日渐衰落。到了民国时期，推拿疗法几乎被摧残得奄奄一息，甚至被视为"贱技"。但是，这一古老的疗法在广大劳动群众中却有着顽强的生命力，仍然在民间广为流传和发展，流派也更加繁多。冯氏小儿捏脊疗法就是在这种历史条件下逐渐形成的一种具有冯氏特色的捏脊疗法。

解放以后，在党和政府的关怀下，冯氏小儿捏脊疗法伴随着中医的新生又获得了新的生命。经过几十年的发展，冯氏小儿捏脊疗法已成为儿童保健事业中的一个重要内容，在小儿推拿学中占有重要的学术地位。今后，这朵奇葩必将随着中医事业的发展，在儿童保健事业中更吐芬芳。

二、历经百年形成的冯氏小儿捏脊疗法

冯氏医家，清初落户北京，家风善厚，虽握医技，但不以此谋生，乐善好施，把为疾苦小儿"释缚脱艰"作为己任。早在清代末年，冯氏医家就开始在北京从事小儿捏脊的工作。古老的捏脊疗法，经冯氏医家四代精心钻研，逐步形成了冯氏捏脊疗法的特有风格。在治疗手法上以推法为先导，同时配合捏、捻、放、提、揉、按等七种手法。在治疗手段上以手法治疗为主，同时配合冯氏口服消积散和外敷化痞膏（图1），使冯氏捏脊疗法具备手法简便、疗效明显两大优点，并得到群众的称赞。从清末开始，冯氏捏脊疗法的名声就在广大群众中传开了，慕名而来的患儿日益增多。冯泉福老先生是冯氏捏脊疗法的第四代传人，自幼耳闻目睹这一疗法的奇效，又深得长辈们的言传身教。1923年，年仅21岁的冯泉福正式随父在家系统学习冯氏捏脊疗法和冯氏口服消积散、冯氏外敷化痞膏的制作。在学习过程中，冯泉福醉心实践，精究方术，努力提高自身的

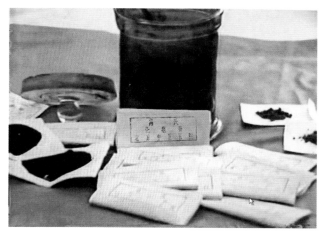

图1　冯氏口服消积散和外敷化痞膏

诊疗水平。

　　冯泉福行医60余年，历经新旧两个社会。在几十年的工作中，他对技术精益求精，练就了一套精良的捏脊手法，他以娴熟的手法、迅捷的动作、明快的节奏感而在群众中享有盛名。（图2）

　　解放以后，由于党对中医事业的关怀，古老的捏脊疗法获得了新生。20世纪50年代初，冯氏捏脊的日门诊量高达1500人次，当时冯氏医家中10余人都投入这一工作中。由于医疗保健工作的需要，冯泉福和其他家庭成员都积极

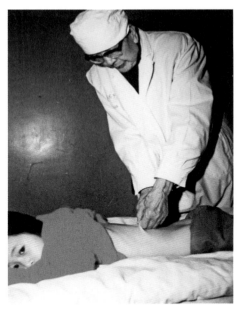

图2　冯泉福给患儿捏脊

响应政府的号召，自1959年起相继成为国家的正式医务人员。出于对新社会的热爱，以冯泉福为代表的冯氏医家毅然将祖传秘方和十八两珍藏麝香献给国家。

　　解放以后，不仅捏脊疗法得到了新生和发展，冯氏医家也得到党和政府无微不至的关怀，获得了很高的荣誉。1955年，冯泉福老先生被推选为北京市西城区政协委员，1956年又当选为北京市西城区第三届人民代表，1960年以后冯泉福一直担任北京市东城区政协委员，1983年又当选为北京市儿童少年先进工作者，1985年受到"北京市统战系统为四化服务先进集体和先进个人代表表彰大会"的表彰。冯泉福在医务界享有极高的声誉，曾任中华全国中医学会北京分会理事、顾问，儿科专业委员会理事，中医药研究促进会理事等职务。

　　医务界对冯氏小儿捏脊疗法也极为重视。解放以后，不少报刊都刊登过有关冯氏捏脊疗法的内容，冯泉福也多次登台讲授和演示捏脊手法。一些科研单位（包括北京中医医院）曾先后抽出不少的科研人员，应用现代化的科学手段研究、探讨捏脊疗法的治疗效果和治疗机理。已故的名医施今墨老先生在1962年写道："冯泉福先生在北京家传四代，历百余年专为小儿'捏脊'，誉遍城郊，疗

效超卓。"他还说，"尤以冯氏'捏脊'手法与众不同。他的疗法简便，疗效显著，最受劳动人民的爱戴。"冯泉福行医几十年如一日，勤勤恳恳、兢兢业业，到了晚年仍然坚持工作。解放以来，由冯泉福亲自培养出来的医务人员就有几百人。

冯泉福老大夫的晚年正值改革开放的初期，中医事业的继承工作迫在眉睫，冯氏小儿捏脊疗法的继承工作也被提到日程上来。冯泉福老大夫不顾年高体弱，全面配合医院和科室开展继承工作。他在努力完成冯氏小儿捏脊疗法继承工作的同时，还以"与时俱进"的精神，积极参加用现代医学的方法研究捏脊疗法的工作。1978年6月至8月，北京中医医院儿科运用捏脊疗法对51例疳积患儿进行临床治疗观察，并利用木糖试验评估患儿的小肠吸收功能，结果表明，冯氏小儿捏脊疗法对患儿小肠的吸收功能有明显的改善作用。1980年9月，其研究论文发表在《中医杂志》上，并获北京市科研成果三等奖。其后，北京中医医院儿科又进行了"捏脊疗法对疳积患儿胃泌素分泌功能的观察试验""捏脊疗法对疳积患儿尿淀粉酶活性影响的观察试验"，并分别撰文发表在1981年7月的《中医杂志》和1983年第九期的《北京中医》杂志上。这些科研工作的顺利进行与冯泉福老大夫的积极支持和密切配合是分不开的，这体现出一位老中医的高瞻远瞩和博大胸怀。

20世纪80年代初，我有幸成为冯泉福老大夫的助理。当时冯老已年逾八旬。我深感时间紧、任务重，于是利用一切时间和冯老一起对冯氏小儿捏脊疗法的历史沿革、技艺传承、药物制作、质量把控以及手法的规范、捏脊时的体位、饮食禁忌、禁忌证系统而深入地收集、归纳、探讨和总结。特别是对冯氏小儿捏脊疗

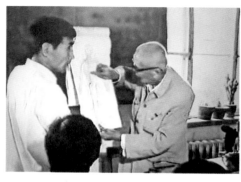

图3　佘继林跟随冯泉福讲学

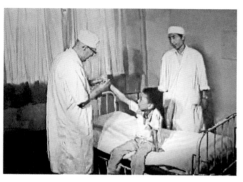

图4　佘继林跟随冯泉福查房

法的治疗原理做了理论上的科学解释和补充，使得这一疗法从理论到实操形成了一个完整的体系，提高了冯氏小儿捏脊疗法的学术地位。其间，我常跟随冯老会诊、查房、讲学（图3、图4），在老师的耳提面命中深得真传。在此基础上，我完成了《冯氏捏积疗法》的编著工作，该书经冯老亲自审阅后于1985年出版发行。在2012年7月由人民卫生出版社出版发行的卫生部"十二五"规划教材《小儿推拿学》中，《冯氏捏积疗法》被列为冯氏小儿捏脊流派的代表性著作。与此同时，我还完成了冯氏小儿捏脊疗法的相关录像工作。这部录像记录了冯老大夫捏脊术的全部内容以及冯老的工作、学习、讲学情况，为后人的医、教、研留下了珍贵的历史资料。20世纪80年代中期，北京中医医院举办了全国第一期"冯氏捏积疗法"学习班，我任班主任，学习班由冯老亲自授课、示范手法，基础课由科室其他教员负责。来自全国各兄弟医院从事小儿推拿的高手云集一堂，互相观摩，交流经验。这次学习班不仅向全国推广和宣传了冯氏小儿捏脊疗法，还对全国的捏脊流派做了一次了解。在学习班结业式上，市卫生局领导、医院院长都前来参加合影（图5）。

在完成上述三件工作后，根据当时临床的需要以及科主任参加上海国际博

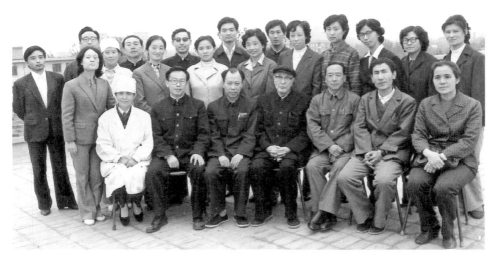

图5　全国第一期"冯氏捏积疗法"学习班结业合影，前排正中为冯泉福，前排右二为佘继林

览会展示冯氏小儿捏脊疗法、冯氏口服消积散和冯氏外敷化痞膏回馈的信息，我觉得对传统的冯氏口服消积散和冯氏外敷化痞膏进行剂型改良已势在必行。把粉剂的消积散改成片剂，这样可以实现便于保存、清洁卫生、量化准确、便于推广的目的。把旧式的冯氏外敷化痞膏改良成现代的贴敷剂型，这样可以达到节约用药、使用方便、减少污染的目的。经院、科领导同意，我以助理的名义于1987年11月21日用书面的形式向冯老提出剂型改良申请，冯老非常支持我的提议，欣然提笔在我的申请书上签下"同意"二字并加盖印章。（经与北京市中药六厂合作，片剂消积片当时就已经做出小样本。）

冯老过世后，冯氏小儿捏脊疗法的传承、科研、教学、推广、创新一直没有停止。1990年3月，"气功保健仪模拟冯氏捏脊手法治疗小儿厌食症（脾虚型）300例临床观察与研究"荣获北京市中医局技术改进二等奖；2000年，"化积膜的研制及临床与实验研究"荣获北京市科学技术进步三等奖。在院、科和兄弟单位的安排下，我分别于2006年在中央电视台《健康之路》栏目和2013年12月、2014年3月在北京电视台《养生堂》栏目中普及和推广了冯氏小儿捏脊手法。2012年，由我编著的《小儿捏积疗法》一书由科学技术文献出版社出版发行。近年来，我还先后到北京市东城区各幼儿园和社区推广捏积疗法（图6）。

自2008年至今，我一直坚持参加每年由国家商务部和北京中医医院联合举办的发展中国家传统医学保健技术训练班、发展中国家传统医学妇幼保健技术培训班，完成关于冯氏小儿捏脊疗法的授课任务。2015年6月，我受邀参加世界中医药学会联合会小儿推拿专业委员会成立大会并

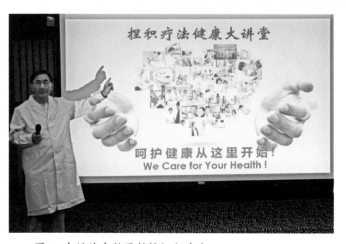

图6　佘继林在社区教授捏积疗法

在大会上为参会代表讲解、演示冯氏小儿捏脊手法（图7）。2016年9月，应国家卫计委妇幼司邀请，我参加了全国妇幼保健中医药适宜技术培训班，完

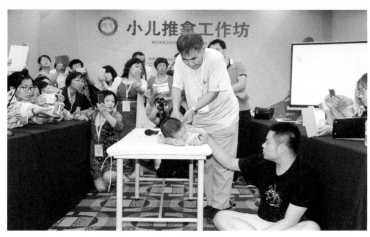

图7　佘继林讲解、演示冯氏小儿捏脊手法

成了关于冯氏捏脊疗法的两次授课任务。同期，我还被邀请参加在四川成都召开的中国小儿推拿名家与临床专家研讨会，我作为全国著名小儿推拿七大流派之一的冯氏小儿捏脊疗法代表在大会上对本疗法做了深入、系统的介绍，并在大会上进行了实地手法演示，受到参会代表关注，推动了本疗法在全国的普及。2016年10月15日，在北京市中医药传承"双百工程"指导教师公开课上，我作为"双百工程"指导教师主讲冯氏小儿捏脊疗法。2016年11月，应国家中医药管理局的邀请，我参加了中国儿科紧缺人才高级研修班，并完成关于本疗法的授课工作，对全国70名副主任医师及以上职称的中医儿科临床骨干进行了培训。在今后的日子里，我将继续做好冯氏小儿捏脊疗法的传承和普及工作，希望越来越多的儿童能够获益。

三、冯氏捏脊疗法的治疗原理

　　冯氏捏脊疗法是以中医的阴阳五行、卫气营血、经络学说为理论，以中医的辨证施治为原则，通过捏拿小儿的脊背来治疗某些疾病的一种方法。

　　按照中医的理论，人体在正常的生理活动中，作为人体营养物质与机能的两种阴阳属性应该保持着对立而又统一的协调关系，一旦这种相对的平衡状态由

于种种的致病因素的影响而出现阴阳的偏盛或偏衰时，疾病就会随之发生。中医中"阴平阳秘，精神乃治"的观点，讲的就是这个道理。此外，中医还应用阴阳对立学说进一步说明人体营养物质之间的相互依赖和相互滋生的关系。例如就其人体的气血来讲，气为阳，血为阴，因此阳气和阴血在体内就形成了一种相互依赖和相互滋生的协调关系。在气与血的关系中，中医又认为，气为血之帅，气行则血行，气滞则血瘀。冯氏捏脊疗法就是根据中医这些基本理论，通过捏拿小儿的脊背，振奋小儿全身的阳气，推动全身气血的运行，来达到治疗小儿疾病的目的。这是因为就其人体的腹背来讲，腹为阴、背为阳，而脊又在背部的中央，督脉（十四经脉之一）因其循脊而过（图8），督脉的这种特定循行路线就决定了它具有主统全身阳气的功能。同时，从督脉循行路线来讲，它的起始部与阴经任

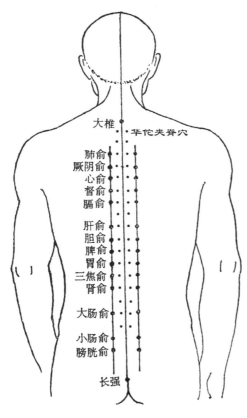

图8　捏脊部位及常用的脏腑腧穴

脉（十四经脉之一）相连，自下而上，贯通脊背，络肾通脑，再加上人体经络本身具有罗网交织、无处不至的特点，使得督脉可以沟通人体的表里、内外。因此通过捏拿小儿的脊背，振奋督脉的阳气，就可以推动全身气血的运行，调整全身的阴阳之气，达到治疗疾病的目的。

除了上述督脉的治疗作用外，由于足太阳膀胱经的循行路线也位于督脉的两旁，因此在捏拿小儿脊背的时候，足太阳膀胱经也得到了相应的刺激，在这条经脉上分布着与人体内部脏腑解剖部位相邻近的脏腑腧穴（图8）※，如肺俞（第三胸

椎下凹窝，离脊柱正中线旁开1.5寸）、厥阴俞（在第四胸椎下凹窝，离脊柱正中线旁开1.5寸）、心俞（在第五胸椎下凹窝，离脊柱正中线旁开1.5寸）、膈俞（在第七胸椎下凹窝，离脊柱正中线旁开1.5寸）、肝俞（在第九胸椎下凹窝，离脊柱中线旁开1.5寸）、胆俞（在第十胸椎下凹窝，离脊柱中线旁开1.5寸）、脾俞（在第十一胸椎下凹窝，离脊柱中线旁开1.5寸）、胃俞（在第十二胸椎下凹窝,离脊柱中线旁开1.5寸）、三焦俞（在第一腰椎下凹窝，离脊柱中线旁开1.5寸）、肾俞（在第二腰椎下凹窝，离脊柱中线旁开1.5寸）、大肠俞（在第四腰椎下凹窝，离脊柱中线旁开1.5寸）、小肠俞（在第一骶椎假棘突下，离脊柱中线旁开1.5寸）、膀胱俞（平第二骶后孔，离脊柱中线旁开1.5寸）。

这些穴位通称背俞，通过对这些腧穴的良性刺激，不仅可以协调小儿脏腑之间的功能，促进机体的机能活动，还可以通过对小儿某些腧穴的重点捏拿来治疗某些脏腑的疾病。可以这样讲，冯氏捏脊疗法对小儿机体的调阴阳、理气血、和脏腑、通经络的治疗效果，是通过对督脉和足太阳膀胱经良性刺激的共同结果，在治疗作用上相辅相成，并蒂齐芳。

冯氏捏脊疗法是一种全息疗法，近年来由于本疗法在临床上的广泛推广应用，使人们逐渐认识到它的治疗作用不是仅仅局限在消化系统，对呼吸系统、神经系统、造血系统、泌尿系统、免疫系统等均有着明显的治疗作用。这种多系统、多脏器、多靶点的治疗作用，仅仅从督脉和足太阳膀胱经的机理上进行诠释是不够充分的。近年来由于对位于督脉和足太阳膀胱经之间的华佗夹脊穴（图2）的理论研究不断的深入及临床的广泛应用，特别是结合现代神经解剖学对本部位神经走行路径的特点，认识到华佗夹脊穴与神经节段的分布关系极为密切，本疗法对华佗夹脊穴的良性刺激可同时影响到脊神经前、后支，而前支又与交感干相关联，从而具有了调节脏腑功能和交感神经的双重作用。这些机理的深入研究对于诠释本疗法对交感神经紊乱所引起的小儿多汗、夜惊、神经性厌食等疾病

※　以上脏腑腧穴的分寸应以患儿自身手指比量法中"横指同身寸"确定为宜，即将食指、中指、无名指、小指相并，以中指第一指指关节为准，将四指的横度作为3寸，刚好符合督脉两侧脏腑腧穴距督脉旁开1.5寸之和。

都提供了理论依据。同时华佗夹脊穴所在部位恰在督脉与足太阳膀胱经经气外展之处，最早明确提出夹脊穴数目的是承淡安先生于1955年在《中国针灸学》中提到的"从第一胸椎至第五腰椎，计34穴"，椎体棘突下旁开0.5寸之穴，其后针灸书籍及国家标准《经穴部位》也沿用此标准。因此，华佗夹脊穴可以桥联二脉，起到调节、控制、整合二脉的作用，使华佗夹脊穴与督脉及膀胱经三条经脉一体，达到经气互通，治疗作用共融的效果。应用以上三条经脉的机理诠释冯氏捏积疗法对人体多系统、多脏器、多靶点的治疗作用，理论上就更加充分和完整。这种理论上的充实与升华不仅提高了本疗法的学术地位，而且必将推动冯氏捏积疗法在临床中更加广泛的应用，使这一古朴的疗法更好地为儿童保健事业服务。

第二章

冯氏小儿捏脊疗法要素之一

——充分准备

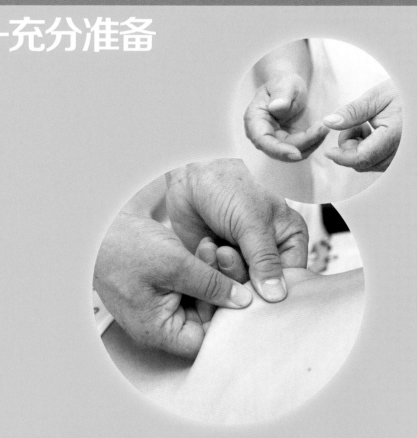

一、捏脊疗法的两种操作手法

捏脊疗法传承至今已有1600多年的历史。捏脊疗法在中医"天人合一"理论的指导下，根据病情轻重的不同、地域冷暖的差异以及患儿对疼痛耐受程度的不同，捏脊手法分为两种，即两指法和三指法。这两种操作手法在捏脊时刺激强度不一样，"两指法"拇指在上，手心向上（图9），刺激强度较大；"三指法"拇指在下，手心向下（图10），刺激强度较小。

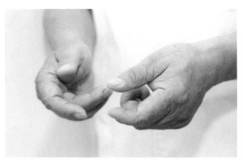

图9　两指法　　　　　　　　　　　图10　三指法

（一）两指法

本法的特点是手法较重，作用较强，适用于天气寒冷的地区。这是因为天气寒冷，阳气闭郁，人体皮肤毛孔密闭，卫气运行不畅，只有较强的手法才能鼓动人体的阳气，达到治疗的效果。冯氏小儿捏脊疗法采用的就是两指法捏脊。同时又加入了对肾俞穴揉、按并做的手法，使得疗效更加显著。

（二）三指法

本法的特点是手法较轻，作用较缓，适用于天气温暖的地区。这是因为天气温暖，阳气未见明显闭郁，人体皮肤毛孔舒张，卫气运行未见明显不畅，这时捏脊不需要较强的手法就能鼓动人体的阳气，达到治疗的效果。

对于以上两种捏脊手法，家长们不要过于拘泥，可以交替使用。例如有些小儿对疼痛比较敏感，捏脊时可先用三指法，待小儿适应后再用两指法。或者经过治疗病情得到明显缓解或已经痊愈，需要巩固治疗效果时，也可以采用三指法。

此外，在捏脊时要特别注意对督脉的刺激，尤其是用三指法时，双手的食指一定要沿督脉进行捏脊，否则会影响疗效。

二、冯氏小儿捏脊疗法的操作步骤

（一）捏脊前的准备

捏脊术应在早晨小儿空腹时进行。如果小儿在进食后接受捏脊治疗，容易因哭闹而发生呕吐现象。

捏脊时室内温度要适中。如果室温过高，小儿容易出汗，影响家长的操作；室温过低，小儿因脱衣暴露脊背，容易受凉而发生感冒。

捏脊时应避开室内的桌边、床角，以防小儿由于想挣脱而发生撞伤。

捏脊时应对孩子态度和蔼，争取孩子的配合。冬天捏脊时，家长的双手不宜过凉，避免小儿由于寒冷的刺激而惊恐、哭闹。

在术前应做好准备工作，将小儿腰带松解，暴露出整个脊背，体位要自然、舒适。

（二）捏脊的步骤及疗程

步骤：家长握空拳，食指半屈，拇指伸直并对准食指的前半段，各指要自然，不能拘紧（图11）。捏脊时应从小儿尾椎下的

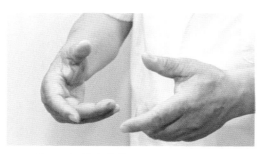

图11　捏脊的手势

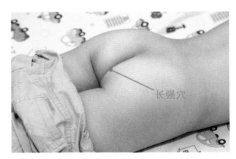

图12　长强穴：人体俯卧时，在尾骨尖端与肛门之间的凹窝处

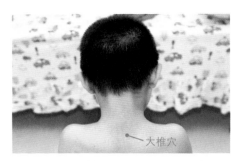

图13　大椎穴：人体正坐或俯卧时，在第七颈椎与第一胸椎之间的凹窝处

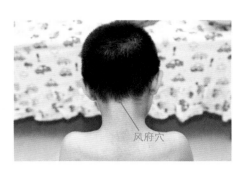

图14　风府穴：从人体颈后正中线向上入发际一寸，也就是枕骨（后脑勺）下的凹窝内

长强穴（图12）开始。家长用双手的食指与拇指合作，食指在向前轻推小儿皮肤的基础上与拇指一起将长强穴处的皮肤拿捏起来，然后沿着督脉，自下而上，左右手交替进行，按照推、捏、捻、放、提的顺序，自长强穴向上拿捏至大椎穴（图13）。有时还可根据病情将捏脊部位延至颈后正中发际内的风府穴（图14）。这样从下到上捏完叫捏一遍，如此循环，根据病情及小儿体质可捏4～6遍。从第二遍开始的任何一遍中，家长可根据小儿的症状，采用"重提"的手法，有针对性地刺激某些背部的脏腑腧穴，以便加强疗效。最后一遍结束后，家长可用双手的拇指指腹，采用揉、按并做的手法，揉按腰部的肾俞穴数次。到此，捏脊的过程全部结束。术后应立即给小儿穿好衣服，避免受凉，并嘱小儿休息半小时后方可进食。

疗程：冯氏小儿捏脊疗法每天捏脊一次，连续6天为一个疗程。在第四天清晨，小儿应空腹用红糖水送服冯氏消积散。第五天清晨，在小儿的脐部贴敷冯氏化痞膏。根据临床经验，如果捏脊手法得当，经过一个疗程的治疗，小儿的病情一般都会有不同程度的改善。如果病情改善不明显，需要继续治疗，可间隔半个月左右，再进行第二个疗程的治疗，或改用其他治疗方法。

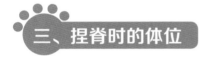

三、捏脊时的体位

（一）捏脊时小儿的体位

冯氏小儿捏脊疗法所适用的小儿年龄跨度比较大。根据冯氏医家多年的经验，小儿从出生后100天开始就可以接受捏脊疗法，因此，可以说本疗法几乎不受小儿年龄的限制。为了更好地对不同年龄的小儿进行捏脊，以便达到满意的疗效，冯氏医家在长期的捏脊实践过程中，总结出几种不同年龄组的小儿捏脊体位，现介绍如下：

❶ 出生后100天至3岁以下小儿的捏脊体位

这个年龄组的小儿，由于年龄小，不能很好地配合，因此捏脊时要求有另一位家长的配合。具体做法：一位家长坐在椅凳上，松解小儿的衣、裤，露出小儿的脊背。然后将小儿俯卧放置于家长的一侧大腿上，小儿的双下肢由家长的双腿夹紧。捏脊时，这位家长用靠近小儿头部的一只手向项部撩开小儿的衣服，另一只手可将小儿的裤子向下扒，这样就可以暴露出整个捏脊部位（图15）。另一位家长则为小儿捏脊。采用这种被动的捏脊体位时，应该注意的是家长的力量不可过大，动作不可过猛，以防发生意外或使小儿惊恐。在捏脊过程中，小儿如发生哭闹或挣扎，家长要用亲切的语言对小儿进行安抚，以转移小儿的注意力。

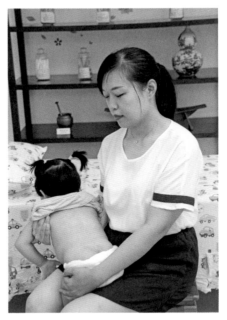

图15　出生后100天至3岁以下的小儿体位

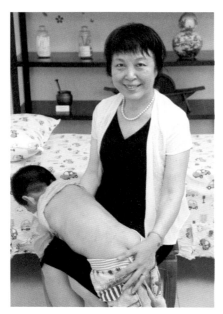

图16　3岁以上5岁以下的小儿体位

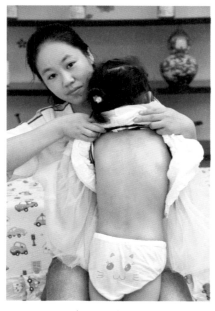

图17　5岁以上7岁以下的小儿体位

② 3岁以上5岁以下小儿的捏脊体位

这个年龄组的小儿，如果术前能做好说服工作，有相当一部分能很好地配合捏脊，而不必采取上一年龄组所用的被动体位，但仍需另一位家长的配合。具体做法：一位家长坐在椅凳上，松解小儿的衣、裤，暴露出小儿的脊背。然后叫小儿俯卧于家长的双侧大腿上，这位家长的双手可协助将小儿的衣、裤撩开，暴露出捏脊的部位（图16）。另外一位家长进行捏脊。采用这种捏脊体位时应注意：如果小儿不能很好地与家长配合，在捏脊时哭闹或挣扎，家长可用双手分别固定小儿的头部和臀部，但力量不可过大，动作不可过猛，也可以改用出生后100天至3岁以下的小儿体位。

③ 5岁以上7岁以下小儿的捏脊体位

这个年龄组的小儿，一般来讲都能很好地配合捏脊工作，而且身高大都达到或超过了100厘米，因此捏脊时可采用直立的体位。具体做法：一位家长坐在椅凳上，松解小儿的腰带，最好脱下上衣，叫小儿站在家长的双腿中间。家长可用双手搂扶小儿的肩部，使小儿的头、肩部依附在家长的胸前（图17）。另外一位家长在小儿的背后进行捏脊。采用这种捏脊体位时应注意：因需小儿脱去上衣，所以要求室温不宜过低，避免着凉。

4 7岁以上小儿的捏脊体位

　　7岁以上的小儿，因年龄较大，完全可以独立受术，因此不需要另一位家长的配合。具体做法：叫小儿松解衣、裤后，俯卧于床边，身体要自然放松，双上肢可屈肘上抬使双手伏于头部。家长可将其后背的衣物撩到颈部（图18）。采用这种捏脊体位时应注意：床不宜过高，否则会影响捏脊的操作。

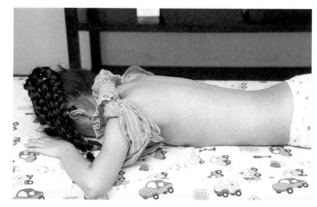

图18　7岁以上小儿体位

（二）捏脊时家长的体位

　　家长的体位以自然、舒适、便于操作为原则，因此，可以灵活变换，不必拘泥于某一种体位。一般来讲，家长的体位视小儿所采用的捏脊体位而定。像前面所介绍的四种受术小儿的体位中，前三种，家长适宜站在小儿正后方进行捏脊（图19）；而最后一种，家长适宜站在小儿侧后方进行捏脊（图20）。

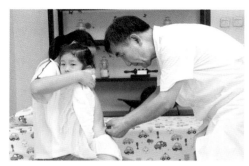

图19　家长站在小儿正后方进行捏脊

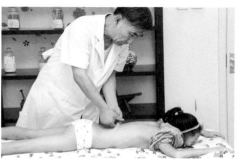

图20　家长站在小儿侧后方进行捏脊

第三章

冯氏小儿捏脊疗法要素之二

——捏脊手法

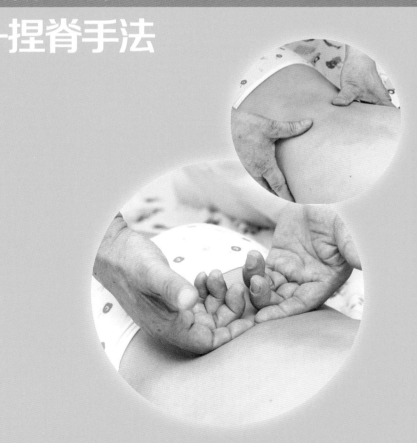

冯氏小儿捏脊手法总的来讲比较简单易学，但是要真正做到熟练灵活、得心应手，还需对整个捏脊过程中的推、捏、捻、放、提、揉、按等手法有比较深入的了解。为了使广大家长更好地掌握捏脊手法，以取得满意的治疗效果，下面就分别介绍冯氏小儿捏脊的7种手法。

一、推法

推法是冯氏小儿捏脊手法中的第一个手法。具体的操作方法是，家长用双手食指第二节和第三节的背侧紧贴着小儿捏脊部位的皮肤自下而上均匀而快速地向前推（图21）。在运用这个手法时应注意：家长双手食指在向前推动的瞬间，动作不可过猛。如果动作过猛，容易出现滑脱，或划伤小儿的皮肤。

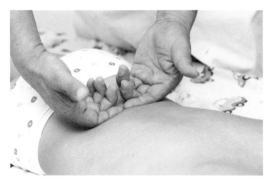

图21　推法

二、捏法

捏法是冯氏小儿捏脊手法中的第二个手法。具体的操作方法是，家长在做推法的基础上，双手拇指与食指合作，将小儿被推起部位的皮肤捏拿起来（图22）。在运用这个手法时应注意：家长捏拿皮肤的面积和力量都要适中。捏拿面积过大，力量过重，会影响捏脊的

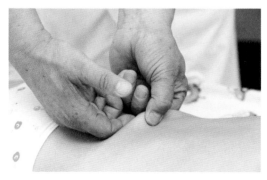

图22　捏法

速度，小儿也会感到过度的疼痛；捏拿面积过小，力量过轻，小儿的皮肤容易松脱，而且刺激不够，影响疗效。

三、捻法

捻法是冯氏小儿捏脊手法中的第三个手法。具体的操作方法是，家长在捏拿小儿捏脊部位皮肤的基础上，拇指与食指合作，向前捻动小儿的皮肤，移动捏脊的部位（左右两手交替进行）。如果手法娴熟，看上去就像海边的波涛向前滚动［图23（1）（2）（3）］。在运用这个手法时应注意：左右两手配合要协调，向前捻动时不要偏离督脉，捻动的力量要始终均匀适中，中途不能停顿，也不要松脱，要一鼓作气，从督脉的长强穴一直操作到大椎穴（或风府穴）。

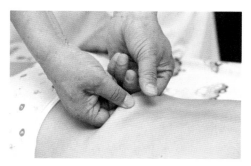

图23（1）　捻法

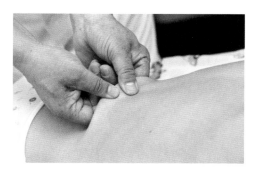

图23（2）　捻法提法

四、放法

放法是冯氏小儿捏脊手法中的第四个手法。在推、捏、捻三个手法的综合动作后，随着捏拿部位向前推进，小儿受术部位的皮肤自然恢复到原状即为放法。这个动作掌握得当，可以使整个捏拿过程表现出明显的节奏感。

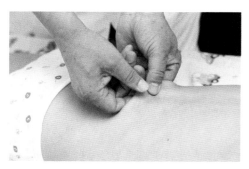

图23（3）　捻法放法

五、提法

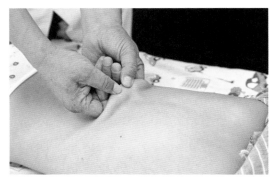

图24　提法

提法是冯氏小儿捏脊手法中的第五个手法。具体的操作方法是，家长从捏脊第二遍开始的任何一遍中，在小儿督脉两旁的某些脏腑腧穴处，用双手的拇指与食指合作，分别将脏腑腧穴处的皮肤用较重的力量在捏拿的基础上，向后上方用力牵拉一下（图24）。目的是通过这个手法，加强对某些背部腧穴的刺激，用以调整小儿某些脏腑的功能。在运用这个手法时应注意：提拉的力量要因人而异。一般来讲，年龄大的、体质强的小儿，力量可以重一点；年龄小的、体质弱的小儿，力量可以轻一点。这个手法如果运用得当，在重提的过程中可发出清脆的声响。

六、揉法和按法

揉法和按法分别是冯氏小儿捏脊手法中的第六个和第七个手法。这两个手法在冯氏小儿捏脊疗法中是同时应用的，具体的操作方法是，家长在结束捏拿操作后，用双手的拇指指腹在小儿腰部的肾俞穴［图25（1）］处揉动，同时又适当

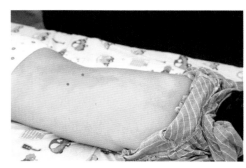

图25（1）　肾俞穴

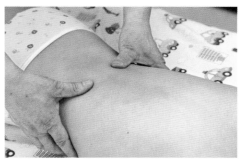

图25（2）　揉法和按法

地向下施以一定的压力，也就是揉中有按，按中有揉［图25（2）］。在运用这两个手法时应注意：拇指向下按压的力量不可过大。因受力面积仅有拇指指腹那么大，力量过大的话，小儿会感到非常疼痛。（大家还可以扫描下方二维码，通过视频讲解，详细了解冯氏小儿捏脊的7种手法以及注意事项。）

第四章

冯氏小儿捏脊疗法要素之三

——严格遵守注意事项

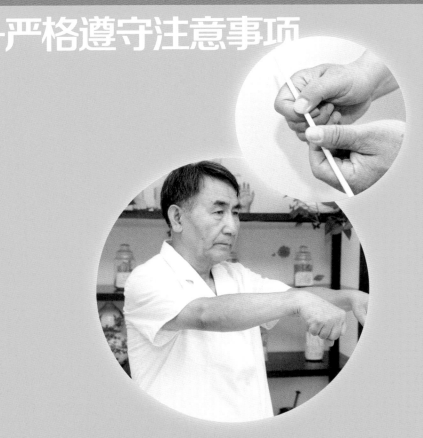

一、捏脊疗法的饮食禁忌

冯氏医家在长期治疗小儿疳积的过程中体会到，要想达到更满意的捏脊效果，应在捏脊中和捏脊后禁食某些削弱捏脊效果的饮食，它们主要是芸豆、醋和螃蟹。

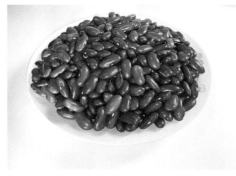

芸豆（图26）颜色紫红，不入药。从现代营养学的角度来讲，芸豆中含有丰富的植物蛋白及钙、磷、铁等多种对人体有用的营养素。但是，这种食物煮熟后，质地黏腻，不易消化、吸收。因此它被冯氏医家列为疳积患儿的禁忌食品，特别是在捏脊期间更不宜食用。

图26 芸豆

醋（图27）是我们日常生活中一种常用的调料，是一种药食两用之品。按照中药性味理论，醋味酸、苦，性温。过量食用，对人体会产生一些不利影响。明代李时珍所著的《本草纲目》中就曾记载过有关食醋过多对人体有不利影响的内容，如"多食损筋骨，亦损胃""多食损人肌脏"，以及"脾病毋多食酸，酸伤脾"

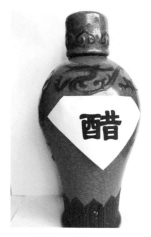

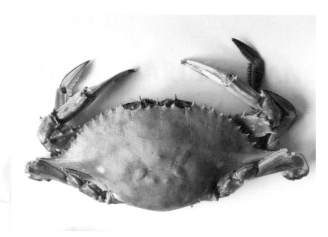

图27 醋　　　　　图28 螃蟹

等。根据前人的经验，冯氏医家把醋列为捏脊疗法的禁忌食品。

螃蟹（图28）是我们经常食用的一种美味，营养价值也比较高。它也曾作为药品被列入《本草纲目》中。按照中药性味理论，螃蟹味咸性寒，因此，我们在日常食用时，常配以具有味辛性温的姜汁。这不仅是为了调味，同时也是为了抵消螃蟹的寒性。患有疳积的孩子，脾胃虚弱，最怕寒凉之物，因此，冯氏医家认为疳积患儿在脾胃功能尚未恢复之前，应禁食螃蟹。从现代医学角度来讲，螃蟹所含的异种动物蛋白容易使部分孩子发生过敏反应。

二、捏脊疗法的禁忌证

冯氏小儿捏脊疗法的适应症比较广泛，效果也比较明显，但是由于本疗法是家长用双手在小儿脊背上进行捏拿等操作，因此，凡是影响小儿捏脊区域反应的疾患均应作为本疗法的禁忌证。另外，由于捏脊时小儿哭闹而可能加重病情的某些病症，也是本疗法的禁忌证。冯氏小儿捏脊疗法常见的禁忌证有以下几种：

① 小儿的后背有疖肿、外伤或患有某些严重的皮肤病而出现背部皮肤破损。

② 小儿患有严重的心脏病。由于捏脊时小儿哭闹，可能会加重病情甚至出现险情。

③ 小儿患有先天性神经系统发育不全，或后天中枢神经系统因感染、外伤而出现明显的损伤，表现为智力明显低下。按照中医的理论，这类疾患因先天经络发育不健全，或因后天经络严重受损，运用本疗法治疗效果不佳。因此，上述疾患也视为本疗法的非适应症。

④ 小儿患有某些出血性疾病。由于捏拿脊背或因小儿哭闹，可能会加重局部或全身的出血。因此，这些疾患也视为本疗法的禁忌证。

⑤ 小儿患某些急性、热性病期间，也不宜接受捏脊疗法。

三、家长的个人卫生和日常锻炼

（一）家长的个人卫生

家长要注意剪短指甲，以防在捏脊过程中划伤孩子的皮肤。

家长在捏脊前必须用温水洗手。这样做除了可以清洁双手外，还可以防止由于家长的双手过凉而使小儿紧张。术后，家长最好用温水洗手后，再用热水浸泡一下双手，这样可以缓解双手肌肉的疲劳。

（二）家长指力和腕力的日常锻炼

捏脊治疗效果的好坏，主要取决于捏脊手法的水平。而捏脊手法水平的高低，又主要体现在捏脊时是否具有娴熟的手法、稳健而又协调的动作。要想做到这一点，没有一定的指力和腕力作为基础是不可能的。因此，也可以这样讲，家长锻炼双手的腕力和指力是掌握捏脊手法的基本功。

❶ 家长腕力的日常锻炼

家长腕力的锻炼主要包括两个方面：一个是锻炼手腕的力量，一个是锻炼手腕的灵活性。以上两方面的锻炼可以通过以下三种方法进行。

① 家长采取站立的姿势，双上肢伸直平举于胸前，双手半握拳，手背朝上。然后按照做操的口令有节奏地做双手腕关节的掌屈（图29）、背屈（图30）、桡倾和尺倾〔图31（1）（2）〕和双腕关节的内、外回旋〔图32（1）（2）〕动作。每次锻炼3~5分钟，每天可锻炼1~2次。

② 为了增强腕力，在上述腕部锻炼的基础上，可加上双手的负重锻炼（图33）。具体做法：家长可用硬木做一对哑铃，锻炼的时候，家长双手各握一个哑铃，按照上面的方法进行锻炼。采用这种方法锻炼容易疲劳，因此也可以

双手自然下垂进行上述腕部锻炼。每次锻炼3～5分钟，每天可锻炼1～2次。

③ 为了锻炼手腕的灵活性和节奏感，家长可选用一双木筷，采取站姿或坐姿，模仿敲击鼓点的动作，敲击桌面上的棉垫（图34）。每次锻炼3～5分钟，每天可锻炼1～2次。

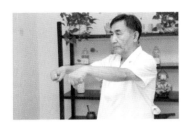

图29　掌屈

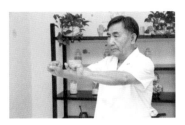

图30　背屈

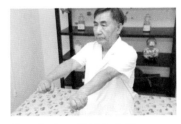

图31（1）　桡倾和尺倾

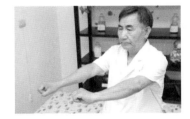

图31（2）　桡倾和尺倾

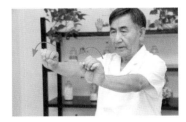

图32（1）　向外回旋和向内回旋

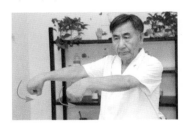

图32（2）　向外回旋和向内回旋

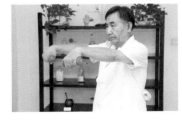

图33　负重锻炼

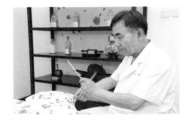

图34　手腕的灵活性锻炼

❷ 家长指力的日常锻炼

家长指力的锻炼主要锻炼的是手指的力量和灵活性。捏脊时主要靠家长双手的拇指和食指捏拿小儿的皮肤，因此，指力锻炼主要集中在拇指和食指的锻炼上。具体方法：

取一支竹筷，从中间折断，取下半截备用。锻炼指力时，家长可采取坐姿，双手按照捏脊时的手势将竹筷夹紧，然后按照捏脊时的捻法动作，将拇指与食指间的竹筷在两指间迅速地捻动（图35）。在锻炼的过程中，家长要有意识地重捻或轻捻竹筷。持之以恒地锻炼，不仅可以增强拇指与食指的指力，还可以锻炼双手操作时的协调性。以上锻炼，每次锻炼3～5分钟，每天可锻炼1～2次。

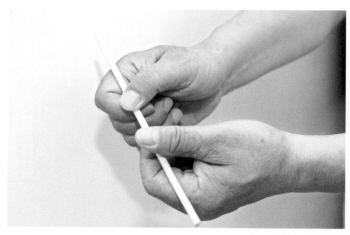

图35　指力锻炼

第五章

冯氏小儿捏脊疗法要素之四

——独家秘方

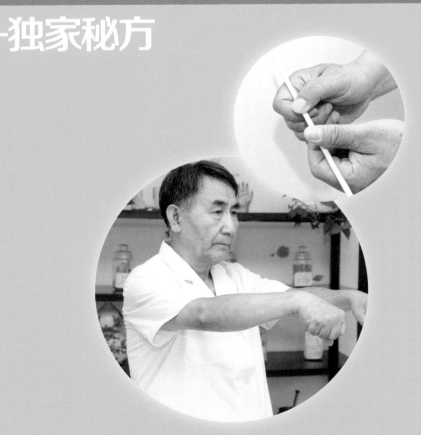

应用冯氏口服消积散与冯氏外敷化痞膏是冯氏小儿捏脊疗法的重要组成部分，这两种药物是冯氏家族精心研发的经验方，它们和冯氏小儿捏脊手法有机地结合在一起，以久远的历史，依托古都厚重的文化、卓越的疗效而名扬于世。

一、冯氏口服消积散

❶ 处方来源

冯氏祖传验方。

❷ 主要成分

大黄、三棱、砂仁等。

❸ 制法

将上药依处方配好，共研为细末，装入清洁干燥的广口瓶内备用。

❹ 功能主治

本药具有消积化滞、行气止痛等功能。主治食滞、厌食、大便秘结等病症。

二、冯氏外敷化痞膏

❶ 处方来源

冯氏祖传验方。

❷ 主要成分

大黄、山楂核、荆芥、全当归、肉桂、生龟板等15味药材，每料膏油另兑麝香等药粉。

③ 制法

将大黄等15味药材洗净，用芝麻油炸至焦黄，然后用铁制细纱罗将上述药材滤去，再用文武火交替熬炼膏油，熬好后迅速撤离火源。将黄丹加入膏油中，待浓烟消失后，继续搅拌膏油，至膏油内水汽全部蒸发出来为止。膏油冷却成坨后可放入冷水中浸泡半年至一年，以祛火毒。摊制膏药时，可将膏油加热熔化，摊至布光（俗称膏药布子）上，凉至表面凝固后折叠对齐，装纸袋备用。

④ 膏药规格

布光呈正方形，边长10厘米左右，每张布光上摊膏油12克。

⑤ 功能主治

本药具有消积化痞、散寒止痛等功能，主治小儿脾胃虚弱而引起的停食停乳、积聚痞块、腹胀腹痛、大便秘结、面黄肌瘦等病症。

⑥ 用法

于捏脊第五天清晨用微火将膏药化开，贴于肚脐处。

第六章

冯氏小儿捏脊疗法

相关穴位

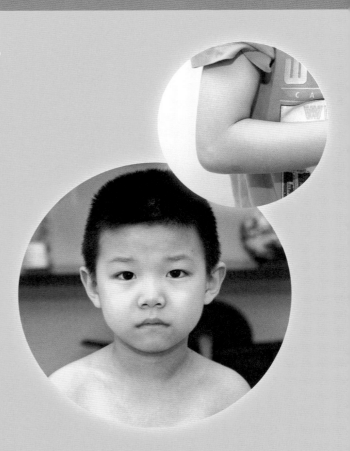

冯氏小儿捏脊疗法的操作部位在人体背部的中央，涉及督脉和足太阳膀胱经的部分穴位。现将与捏脊相关的主要穴位的体表定位、功能主治做简要介绍。在捏脊过程中，可以根据病情的需要在膀胱经的脏腑腧穴上采取重提的手法加强疗效。也可以在术后，用双手拇指腹部对上述腧穴用揉、按并做的手法进行重点刺激，以加强疗效。另外，根据目前临床医生的工作需要和家长对医学知识的需求，我们还选取了一些与治疗疾病密切相关的穴位一并做介绍，旨在进一步巩固和加强冯氏小儿捏脊疗法的疗效，扩大本疗法的适应证。

一、督脉上的相关穴位

督脉经穴分布在骶尾、腰背、颈项、头面及鼻口的正中线上，起于长强，止于龈交，共28穴。一般情况下，捏脊在督脉的循行路线上起于长强，止于大椎，共14穴。

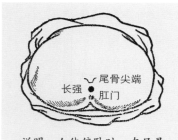

说明：人体俯卧时，在尾骨尖端与肛门之间的凹窝处就是本穴

图36（1）

❶ 长强［图36（1）］

定位：尾椎骨末端（与肛门连接的中间点）。

主治：腹泻、便秘、痢疾、脱肛、肛裂等。

功能：宁神镇痉，通便消痔。

❷ 腰俞［图36（2）］

定位：俯卧，臀纵纹头上，在骶管裂孔处。

主治：小便热赤。

功能：清热除湿。

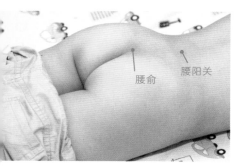

图36（2）

❸ 腰阳关［图36（2）］

定位：在第四腰椎棘突下凹陷中取穴。

主治：腰骶痛，下肢痿痹不仁，筋挛。

功能：祛寒除湿，舒筋活络。

④ 命门（图37）

定位：在第二腰椎棘突下凹陷中取穴。

主治：肾阳不足引起的肢冷、尿频等病症。

功能：温阳益肾。

⑤ 悬枢（图37）

定位：在第一腰椎棘突下凹陷中取穴。

主治：泄泻、完谷不化、胀气。

功能：健脾助阳，通调肠气。

⑥ 脊中（图37）

定位：在第十一胸椎棘突下凹陷中取穴。

主治：小儿脱肛、泄泻。

功能：健脾利湿，宁神镇痉。

⑦ 中枢（图37）

定位：在第十胸椎棘突下凹陷中取穴。

主治：腹满、厌食、发热。

功能：健脾利湿，清热止痛。

⑧ 筋缩（图37）

定位：在第九胸椎棘突下凹陷中取穴。

主治：癫痫。

功能：平肝息风，宁神镇痉。

⑨ 至阳（图37）

定位：在第七胸椎棘突下凹陷中取穴。

主治：肝胆湿热、胸满喘促。

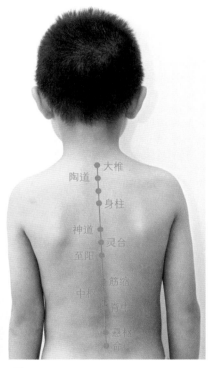

图37

功能：开胃止酸，宽胸顺气。

⑩ 灵台（图37）

定位：在第六胸椎棘突下凹陷中取穴。

主治：咳嗽、气喘。

功能：清热化湿，止咳定喘。

⑪ 神道（图37）

定位：在第五胸椎棘突下凹陷中取穴。

主治：心悸气喘、身热头痛。

功能：安神宁心，清热平喘。

⑫ 身柱（图37）

定位：在第三胸椎棘突下凹陷中取穴。

主治：咳嗽痰喘、惊痫。

功能：清热宣肺，安神镇惊。

⑬ 陶道（图37）

定位：在第一胸椎棘突下凹陷中取穴。

主治：骨蒸潮热。

功能：清热，解表，安神。

⑭ 大椎（图37）

定位：在第七颈椎棘突下凹陷中取穴。

主治：外感咳嗽、呕吐、癫痫。

功能：清热，解表，止痫。

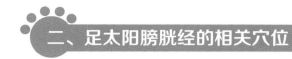

二、足太阳膀胱经的相关穴位

足太阳膀胱经经穴起于眼部的睛明穴，经头、项、腰背部脊柱两侧、下肢后侧到小趾末端的至阴穴，共67穴。现将与捏脊治疗疾患相关的腰背部脊柱两侧膀胱经经穴介绍如下。

❶ 大杼（图38）

定位：第一胸椎棘突下，脊柱正中线旁开1.5寸处※。

主治：发热咳嗽、头痛鼻塞、声音嘶哑。

功能：清热解表，宣肺止咳。

❷ 风门（图38）

定位：第二胸椎棘突下，脊柱正中线旁开1.5寸处。

主治：伤风咳嗽、鼻塞多涕。

功能：解表宣肺，护卫固表。

❸ 肺俞（图38）

定位：第三胸椎棘突下，脊柱正中线旁开1.5寸处。

主治：咳嗽气喘、喉哑盗汗。

功能：解表宣肺，肃降肺气。

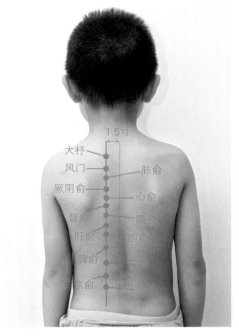

图38

※　本书中涉及的寸均为中医取穴常用的同身寸。一般有4种：中指同身寸、拇指同身寸、食指同身寸和横指同身寸，患者中指屈曲时，中节内侧两端纹头之间为1寸。拇指指关节之横度为1寸。食指末节长度为1寸，加中节长度为2寸。将食、中、无名、小指相并，以中指第二节为准，四指之横度为3寸。

④ 厥阴俞（图38）

定位：第四胸椎棘突下，脊柱正中线旁开1.5寸处。

主治：咳嗽、呕吐、胸闷。

功能：宽胸降气。

⑤ 心俞（图38）

定位：第五胸椎棘突下，脊柱正中线旁开1.5寸处。

主治：惊悸、咳嗽、心烦。

功能：安神降气。

⑥ 督俞（图38）

定位：第六胸椎棘突下，脊柱正中线旁开1.5寸处。

主治：心痛、腹胀、腹痛、肠鸣逆气。

功能：宽胸止痛，理气消胀。

⑦ 膈俞（图38）

定位：第七胸椎棘突下，脊柱正中线旁开1.5寸处。

主治：胃脘胀痛、呕吐呃逆、咳喘盗汗。

功能：宽胸降逆。

⑧ 肝俞（图38）

定位：第九胸椎棘突下，脊柱正中线旁开1.5寸处。

主治：多怒、目赤眼疾及肝胆疾患。

功能：疏肝利胆，安神明目。

⑨ 胆俞（图38）

定位：第十胸椎棘突下，脊柱正中线旁开1.5寸处。

主治：口苦咽干、呕吐厌食。

功能：清热化湿，利胆止痛。

⑩ 脾俞（图38）

定位：第十一胸椎棘突下，脊柱正中线旁开1.5寸处。

主治：腹胀、呕吐、泄泻。

功能：健脾利湿，升清止泻。

⑪ 胃俞（图38）

定位：第十二胸椎棘突下，脊柱正中线旁开1.5寸处。

主治：胃脘胀痛、呕吐食积。

功能：和胃健脾，理中降逆。

⑫ 三焦俞（图38）

定位：第一腰椎棘突下，脊柱正中线旁开1.5寸处。

主治：腹胀腹鸣、呕吐腹泻、小便不利。

功能：调理三焦，健脾利水。

⑬ 肾俞（图38）

定位：第二腰椎棘突下，脊柱正中线旁开1.5寸处。

主治：遗尿、尿频、久喘、久泻。

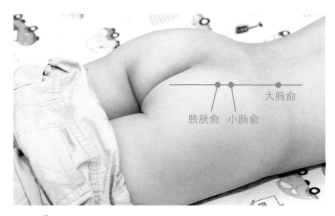

图39

功能： 益肾助阳，纳气利水。

⑭ 大肠俞（图39）

定位： 第四腰椎棘突下，脊柱正中线旁开1.5寸处。

主治： 腹胀、腹痛、腹泻、便秘。

功能： 通降肠腑，理气止痛。

⑮ 小肠俞（图39）

定位： 平第一骶后孔，脊柱正中线旁开1.5寸处。

主治： 遗尿、泄泻。

功能： 通调二便，升举津液。

⑯ 膀胱俞（图39）

定位： 平第二骶后孔，脊柱正中线旁开1.5寸处。

主治： 遗尿、泄泻、便秘。

功能： 清热利湿。

三、配合冯氏小儿捏脊疗法的穴位

（一）冯氏小儿捏脊疗法头面部配合穴位

❶ 天门（图40）

定位： 两眉中间至前发际成一直线。

主治： 发热、头痛、感冒、精神萎靡、惊惕不安等。

操作： 两拇指自下而上交替直推，称开天门。

❷ 坎宫（图40）

定位： 自眉头起沿眉向眉梢成一横线。

主治：外感发热、惊风、头痛、目赤痛。

操作：两拇指自眉头向眉梢做分推，称推坎宫。

③ 太阳（图41）

定位：眉后凹陷处。

主治：发热、头痛、惊风、目赤痛。

操作：两拇指桡侧自前向后直推，称推太阳。用中指端揉该穴，称揉太阳或运太阳，向眼方向揉为补，向耳方向揉为泻。

④ 百会（图42）

定位：前发际上5寸，后发际上7寸。

主治：头痛、惊风、目眩、惊痫、脱肛、遗尿等。

操作：拇指按或揉，称按百会或揉百会。

⑤ 耳后高骨（图41）

定位：耳后高骨下凹陷中。

主治：头痛、惊风、烦躁不安。

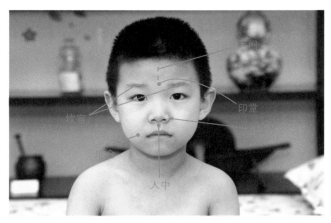

图40

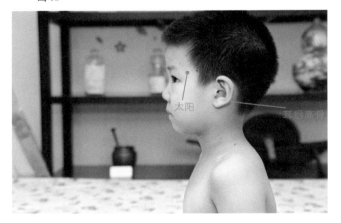

图41

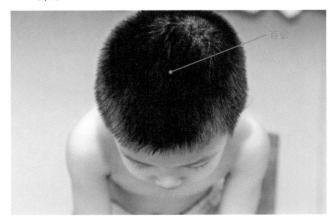

图42

操作：两拇指或中指指端揉，称揉耳后高骨。

⑥ 印堂（图40）

定位：两眉头连线的中点。

主治：惊风、夜啼、抽搐、多动、夜卧不安。亦可治疗外感发热、头昏、神疲乏力等。

操作：以拇指指腹揉称揉大天心；以拇指指腹按并振之称合天门，亦可掐之或掐揉之。

⑦ 迎香（图40）

定位：鼻翼外缘中点旁开0.5寸，当鼻唇沟中取穴。

主治：伤风感冒之鼻塞、流涕、喷嚏、鼻炎、鼻窦炎、口眼歪斜等。

操作：可点揉、按揉、掐揉之。用食、中二指同时按揉两侧迎香穴，或以两中指置于该穴处掐揉之。

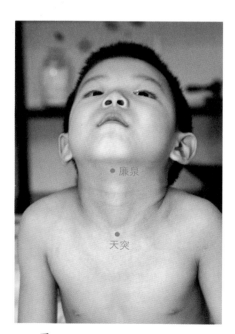

图43

⑧ 水沟（人中）（图40）

定位：人中沟上1/3与下2/3交界处。

主治：猝然昏倒、不省人事、癫痫发作、中暑、窒息、惊厥或抽搐等。

操作：以拇指指甲掐称掐人中。

⑨ 地仓（图40）

定位：口角旁约0.4寸，上直对瞳孔。

主治：唇缓不收、眼睑眴动、口角歪斜、齿痛颊肿、流涎。

操作：点揉，点按。

⑩ 廉泉（图43）

定位：前正中线上，舌骨上缘凹陷处。

主治：流涎不止、头汗多、语言不利、舌下肿痛、口舌生疮、口腔溃疡等。

操作：或揉，或掐，或点按。

⑪ 风池（图44）

定位：在枕骨下，胸锁乳突肌与斜方肌上端之间的凹陷处。

主治：感冒、头痛、发热、目眩、颈项强痛。

操作：用拿法，称拿风池。

⑫ 风府（图44）

定位：后发际正中直上1寸，枕外隆凸直下。

主治：头痛、身痛、项强、流涕、喷嚏、无汗，也可用于感冒的预防。还可治疗癫狂、痴呆、健忘、失音等。

操作：中指或拇指屈曲，以指端点约10次或揉1分钟后用小鱼际擦之令热。另可以一手扶小儿头，使其微后仰，另一手握拳轻叩风府数次，然后就势以小鱼际向上托住风府振之，称振脑门。

⑬ 肩井（图44）

定位：腧穴学中的肩井穴位于大椎与肩峰连线的中点处，小儿推拿中还指肩

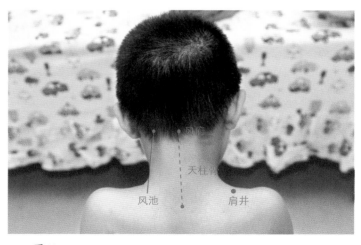

天柱骨

风池　　　　　肩井

图44

部大筋（斜方肌）。

主治：感冒、肩颈疼痛、乏力、神疲、健忘等。

操作：可点揉肩井穴，或用拇指与食、中二指相对用力拿捏称拿肩井。

⑭ 天柱骨（图44）

定位：颈后发际正中至大椎穴成一直线。

主治：风热感冒、风热咳嗽、肺热喘证，亦可治疗发热、心烦、神昏、口燥咽干、烦渴喜冷饮等。

操作：可推（至皮肤潮红），可拍，可取痧（多用刮法）。

（二）冯氏小儿捏脊疗法胸腹部配合穴位

❶ 天突（图43）

定位：颈部，前正中线上，胸骨上窝中央。

主治：痰壅气急、咳喘胸闷、恶心呕吐等。

操作：中指端按或揉，称按天突或揉天突。

❷ 膻中（图45）

定位：前正中线上，平第四肋间，两乳头连线中点。

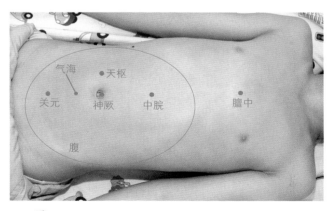

图45

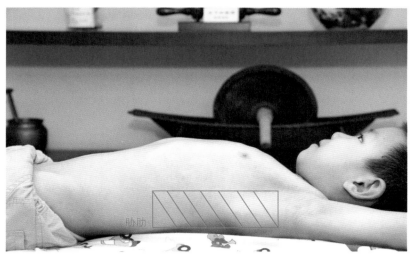

图46

主治： 胸闷、吐逆、咳喘、痰鸣等。

操作： 中指指端揉称揉膻中，两拇指自穴中向两旁分推至乳头称分推膻中。

③ 胁肋（图46）

定位： 躯体两侧，从腋下至肋缘的区域。

主治： 肝郁气滞之胸胁胀满、脘腹疼痛，以及口苦、咽干、善太息、耳鸣耳聋等，亦可治疗大便秘结、口臭、嗳气不舒、呕吐、咳嗽、哮喘等。

操作： 以两手掌分别置于小儿两侧腋下，先向下推抹10次左右，再来回搓摩，边搓摩边从上向下移动，直至天枢穴处，并就势点天枢，然后一拂而起。此为搓摩胁肋，又称按弦走搓摩。

④ 中脘（图45）

定位： 脐上4寸，当剑突下至脐连线的中点。

主治： 腹胀、食积、呕吐、泄泻、食欲不振、嗳气等。

操作： 用指端或掌根按揉称揉中脘；用掌心或四指摩称摩中脘；自中脘向上直推至喉下或自喉往下推至中脘称推中脘，又称推胃脘。

⑤ 腹（图45）

定位：整个腹部。

主治：腹痛、腹胀、消化不良、恶心呕吐。

操作：沿肋弓角边缘或自中脘至脐，向两旁分推，称分推腹阴阳；用掌或四指摩称摩腹。

⑥ 神阙（图45）

定位：肚脐处。

主治：腹胀、腹痛、食积、便秘、肠鸣、吐泻。

操作：可点，可揉，可振。用中指指端或掌根揉，称揉脐；用指摩或掌摩称摩脐；用拇指或食、中二指抓住肚脐抖揉，亦称揉脐。

⑦ 天枢（图45）

定位：肚脐旁开2寸处，左右各一。

主治：腹泻、便秘、腹胀、腹痛、食积不化。

操作：可以双手拇指同时揉或按两侧天枢，称揉天枢或按天枢。

⑧ 关元（图45）

定位：前正中线上，当脐下3寸。

主治：小腹疼痛、霍乱吐泻、疝气、遗尿、尿闭等。

操作：可揉，可摩，可振，可点按，可擦。

⑨ 气海（图45）

定位：前正中线上，当脐下1.5寸。

主治：小儿水肿、小便频数、尿痛等。

操作：可揉，可摩，可振，可点按，可擦。

（三）冯氏小儿捏脊疗法上肢部配合穴位

1 脾经（图47）

定位：拇指末节螺纹面。

主治：腹泻、便秘、痢疾、食欲不振、黄疸等。

操作：顺时针旋推为补脾经；逆时针旋推为清脾经。补脾经和清脾经统称推脾经。

2 肝经（图47）

定位：食指末节螺纹面。

主治：烦躁不安、惊风、目赤、五心烦热、口苦、咽干等。

操作：顺时针旋推为补肝经；逆时针旋推为清肝经。补肝经和清肝经统称推肝经。肝经宜清不宜补。

3 心经（图47）

定位：中指末节螺纹面。

主治：高热神昏、五心烦热、口舌生疮、小便赤涩、心血不足、惊惕不安等。

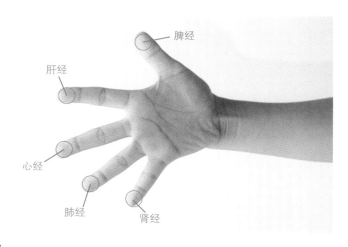

图47

操作：顺时针旋推为补心经；逆时针旋推为清心经。补心经和清心经统称推心经。心经多用清法，若需用补法，宜补后加清。

④ 肺经（图47）

定位：无名指末节螺纹面。

主治：感冒、发热、咳嗽、胸闷、气喘、出虚汗、脱肛等。

操作：顺时针旋推为补肺经；逆时针旋推为清肺经。补肺经和清肺经统称推肺经。肺经可清可补，辨证选用。

⑤ 肾经（图47）

定位：小指末节螺纹面。

主治：先天不足、久病体虚、肾虚腹泻、遗尿、虚喘、膀胱蕴热、小便淋沥刺痛等。

操作：顺时针旋推为补肾经；逆时针旋推为清肾经。补肾经和清肾经统称推肾经。肾经宜补不宜清，如欲清之，以后溪代之。

⑥ 大肠（图48）

定位：食指桡侧缘，自食指尖至虎口成一直线。

主治：腹泻、脱肛、痢疾、便秘。

操作：从食指尖直推向虎口为补大肠；反之为清大肠。补大肠和清大肠统称

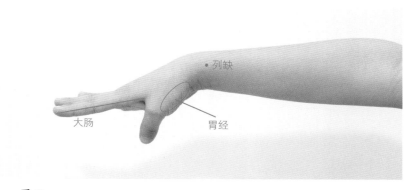

图48

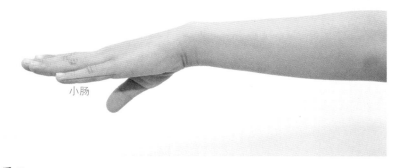

图49

推大肠。

7 小肠（图49）

定位： 小指尺侧缘，自指尖到指根成一直线。

主治： 小便赤涩、水泻、遗尿、尿闭等。

操作： 从指尖直推向指根为补小肠；反之为清小肠。补小肠和清小肠统称推小肠。

8 肾顶（图50）

定位： 小指顶端。

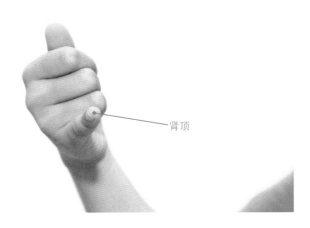

图50

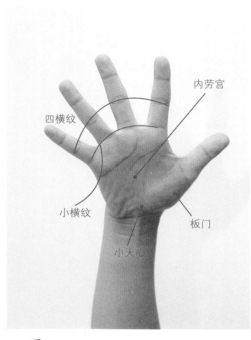

图51

主治：肾虚骨弱、解颅、五迟五软、自汗等。

操作：可旋推，可掐。

❾ 四横纹（图51）（又称四缝）

定位：掌面食、中、无名、小指第一指间关节横纹处。

主治：疳积、腹胀腹痛、气血不和、消化不良、惊风、气喘、口唇破裂。

操作：拇指指甲掐揉，称掐四横纹；四指并拢从食指横纹处推向小指横纹处，称推四横纹。

❿ 小横纹（图51）

定位：掌面食、中、无名、小指掌指关节横纹处。

主治：烦躁、口疮、唇裂、腹胀等。

操作：以拇指指甲掐，称掐小横纹；用拇指侧推，称推小横纹。

⓫ 胃经（图48）

定位：掌面，拇指第一掌骨桡侧缘赤白肉际。

主治：呕恶嗳气、烦渴善饥、食欲不振、吐血衄血等。

操作：旋推为补胃经；向指根方向直推为清胃经。补胃经和清胃经统称推胃经。

⓬ 板门（图51）

定位：手掌大鱼际平面最高点。

主治：食积、腹胀、食欲不振、呕吐、腹泻、气喘、嗳气等。还可用于"割治"，以治疗疳积。

操作：以指端揉，称揉板门或运板门。用推法自指根推向腕横纹，称板门推向横纹；反之称横纹推向板门。

⑬ 内劳宫（图51）

定位：掌心正中，当第二、第三掌骨间，屈指时中指尖下取穴。

主治：口渴、烦躁、口疮、五心烦热、潮热、盗汗、便血、惊风、抽搐等。

操作：可揉，可运，可掐。以中指指腹在掌心操作为运法。若从小指根（肾水）经小鱼际、小天心进入手掌，在内劳宫做捕捞状，并一拂而起，称水底捞月。

⑭ 小天心（图51）

定位：位于大、小鱼际交接处的凹陷中。

主治：肌腠郁闭之无汗或汗出不畅、疮疡初起、眼目诸疾、高热惊风、神昏夜啼等。

操作：可揉，可点按，可捣。

⑮ 内八卦（图52）

定位：以手掌中心（内劳宫）为圆心，圆心至中指根距离的2/3为半径之圆周为内八卦。对小天心处为坎，对中指根处为离，靠拇指侧中点为震，靠小指侧中点为兑。

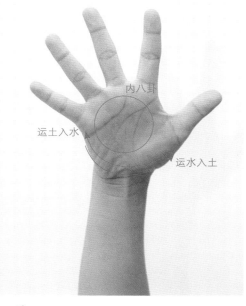

图52

主治：胸闷、咳嗽、气喘、厌食、腹胀、呕吐等。

操作：顺时针运作为顺运内八卦，逆时针运作为逆运内八卦。古有离位不运之说，因此在运内八卦时，要用左手拇指盖住离位，右手运至中指根下时，从左手指甲背上滑过，以免扰动心火。

🕦 奇穴之一（运水入土、运土入水）（图52）

定位：手掌面，拇指根至小指根，沿手掌边缘成一条弧形曲线。

主治：小便赤涩、腹胀、痢疾、吐泻、便秘、食欲不振等。

操作：自拇指根沿手掌边缘，经小天心推运至小指根，称运土入水；反之，称运水入土。

🕗 二扇门（图53）

定位：掌背，中指背两侧的凹陷中。食、中指交界处为一扇门，中指与无名指交界处为二扇门。

主治：高热、神昏、惊风、咳嗽、哮喘、喉间痰鸣、感冒、汗出不畅、心悸等。

操作：以两拇指指端或一手食、中二指指端置于该穴处揉之。

🕘 外劳宫（图53）

定位：手掌面，与内劳宫相对。位于第二、第三掌骨间凹陷中。

主治：头昏头痛、恶寒肢冷、清涕不止。耳道塞

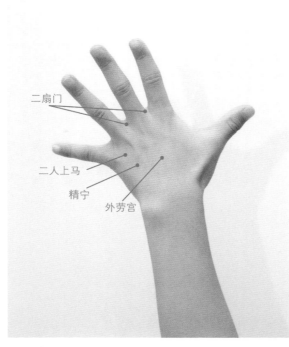

图53

闭，以及完谷不化、心腹冷痛、肠鸣、神疲、遗尿等。

操作：可揉，可掐。若拇、食二指相对，分别按揉内、外劳宫称内外劳双揉。

⑲ 精宁（图53）

定位：手背面，小指掌指关节后，第四、第五掌骨间的凹陷中。

主治：痰喘气吼、干呕、疳积、眼内胬肉等。

操作：用掐法，称掐精宁。

⑳ 二人上马（图53）

定位：手背面，第四、第五掌指关节后方，当两掌骨间凹陷中，即中渚穴。

主治：腰膝酸软、耳鸣耳聋、夜啼、惊悸，亦可治疗潮热盗汗、五心烦热、小便赤涩、癃闭、遗尿等。

操作：可揉，可掐。揉用中指或拇指，掐用拇指指甲。

㉑ 外八卦（图54）

定位：手背面，与内八卦相对。

主治：胸闷、气急、腹胀、大便秘结等。

操作：用运法。

㉒ 一窝风（图54）

定位：手背面，腕横纹正中凹陷处。

主治：腹痛、肠鸣、关节痹痛、伤风感冒。

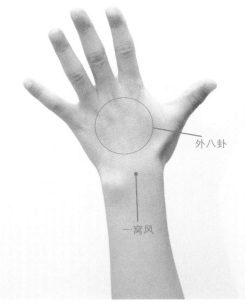

外八卦

一窝风

图54

操作：用指端揉，称揉一窝风。

㉓ 总筋（图55）

定位：于掌面，腕横纹中点处，相当于大陵穴。

主治：急慢惊风、睡卧不安以及夜啼、多动症、抽动秽语综合征、睡中磨牙目眴等。

操作：可掐，可揉。

㉔ 手阴阳（图55）

定位：腕横纹两端，桡侧为阳池穴，尺侧为阴池穴，合称手阴阳。

主治：分阴阳可治寒热往来、烦躁不安、腹胀口苦、咽干等，合阴阳可治痰结、喘咳、胸闷等。

操作：可分推、合推，也可按揉。

㉕ 天河水（图55）

定位：前臂正中，总筋至曲泽（洪池）成一直线。

主治：外感发热、潮热、内热、烦躁不安、口渴、弄舌、重舌、惊风等一切热证。

操作：用食、中二指指面自腕推向肘，称清（推）天河水；用食、中二指蘸

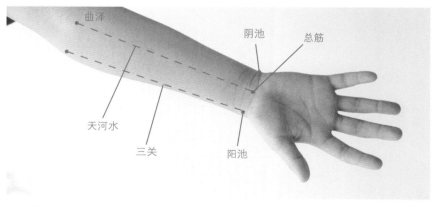

图55

水自总筋处，一起一落弹打如弹琴状，直至曲泽，同时一面用口吹气随之，称打马过天河。

㉖ 三关（图55）

定位：前臂桡侧缘，自腕横纹至肘横纹成一直线。

主治：流清涕、流涎、畏寒肢冷、心腹冷痛，亦可用于治疗身体虚弱、神疲气怯、面色无华、食欲不振、少气懒言等。

操作：从下向上推动。

㉗ 六腑（图56）

定位：前臂尺侧缘，自腕横纹至肘横纹成一直线。

主治：咽喉肿痛、鼻流浊涕、口臭、胃中灼热、牙龈肿痛、口舌生疮、烦躁惊风等。

操作：小儿屈肘，医者以一手握其手腕，另一手中、食二指指腹从肘推至手腕称推（退）下六腑。

㉘ 列缺（图48）

定位：桡骨茎突外侧。两虎口交叉，食指指端下取穴。

主治：感冒无汗、头痛头昏、项强、目赤肿痛、牙痛、咽喉肿痛、咳嗽痰

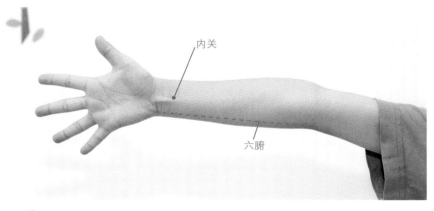

内关

六腑

图56

多等。

操作：可掐，可拿。拿为一手手握手腕，另一手拇指卡于列缺，食指卡于手腕尺侧，两手指协调用力，一上一下拿捏之。

㉙ 内关（图56）

定位：仰掌，腕横纹上2寸，当掌长肌腱与桡侧腕屈肌腱之间取穴。

主治：心痛、心悸、不寐、癫狂、胃痛、呕吐、肘臂挛痛等。

操作：可揉，可点按。

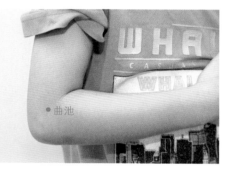

图57

㉚ 曲池（图57）

定位：曲肘成直角，肘横纹外侧端与肱骨外上髁连线的中点。

主治：肩、肘关节疼痛，上肢瘫痪、麻木、僵硬，亦可用于治疗发热无汗、口渴烦躁、荨麻疹、咽喉肿痛、梅核气等。

操作：可按揉，可点。

（四）冯氏小儿捏脊疗法下肢部配合穴位

❶ 箕门（图58）

定位：大腿内侧，髌骨上缘至腹股沟连成一直线，血海（屈膝，髌骨内上缘上2寸；当股四头肌内侧头隆起处取穴）上6寸，当股内侧肌的尾端处。

主治：外感风热，气分热盛，心烦，夜啼，流涎，小便短赤、淋沥不尽，等。

操作：以食、中二指指腹自髌骨上缘经箕门推至腹股沟，称推箕门。或以食、中、无名、小指并拢，蘸凉水从下至上拍之，称拍箕门，拍至局部潮红为度。

❷ 足三里（图59）

定位：外膝眼下3寸，胫骨前嵴旁开1寸处。

主治：腹胀、腹痛、泄泻、呕吐、下肢痿软乏力。

操作：用拇指指端按揉，称按揉足三里。

❸ 三阴交（图58）

定位：内踝尖上3寸。

主治：遗尿、癃闭、小便频数涩痛不利、下肢痹痛、惊风、消化不良等。

操作：用拇指或食指指端按揉，称按揉三阴交。

❹ 丰隆（图59）

定位：外踝尖上8寸，胫骨前缘外侧1.5寸，胫腓骨之间。

主治：咳嗽、痰鸣、气喘。

操作：用拇指或中指指端揉，称揉丰隆。

❺ 太溪（图58）

定位：内踝与跟腱之间的凹陷处。

主治：五迟五软、遗尿、耳鸣耳聋、潮热盗汗、颧红、咽干口燥、下肢痿软、脚痛等。

操作：以拇指指腹揉之称揉太溪，以拇指指端点或振之称点太溪或振太溪。

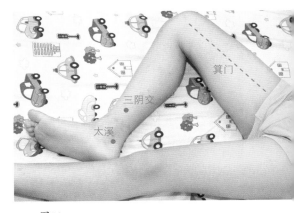

图58

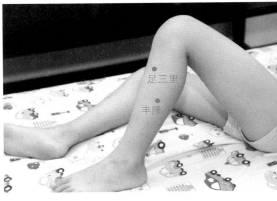

图59

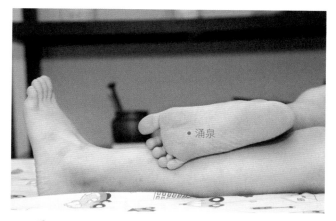

· 涌泉

图60

6 涌泉（图60）

定位：屈趾，脚前掌心正中凹陷处。

主治：发热、呕吐、腹泻、五心烦热。

操作：用拇指指腹向足趾推称推涌泉；用拇指指端揉，称揉涌泉。

第七章

你也可以用冯氏小儿捏脊疗法

给宝宝治病

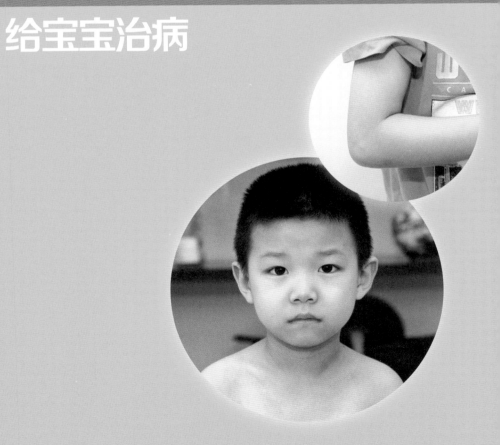

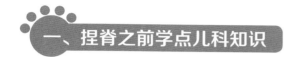

一、捏脊之前学点儿科知识

（一）小儿的生理特点

清代医家吴鞠通提出了"稚阴稚阳"的观点，他在《温病条辨》中说："小儿稚阳未充，稚阴未长者也。"这句话概括了小儿的基本生理特点。小儿生命力旺盛，但是和成人相比，他们的阴阳又处在幼稚未充的状态。阴阳幼稚不充，使得小儿在生理上具有脏腑娇嫩的特点。

小儿这种不足的阴阳，称为稚阴稚阳。他们的阴阳是暂时不足，可以随着年龄的增长而增长，所以稚阴稚阳之说又给人一个发展的概念。

我国最早的儿科专著《颅囟经》中记载："凡孩子三岁以内，呼为纯阳。"所以中医界对小儿有"纯阳之体"之说。当然，纯阳无阴的东西是不存在的，这里所说的"纯阳"，主要是指小儿日生夜长，生机勃勃，阳气偏盛。阳气是生长的动力。因为小儿阳气偏盛，所以生长迅速，而且在平时的生活中，小儿也常多动而少静。

（二）小儿的病理特点

由于小儿具有以上的生理特点，所以儿童疾病常具有以下特点。

（1）易虚易实，易寒易热。这是小儿病理的基本特点。"实"主要是指邪实，"虚"主要是指正虚。小儿因为脏腑娇嫩，形气未充，不但易受外邪侵袭，而且易为饮食所伤。外邪侵袭、内伤饮食，是儿科病的两大原因。外感病和饮食积滞是最常见的两类儿科疾病。外邪可以入里化热；积滞日久，体内也可以产生滞热，这是"易热"的一面。外邪耗伤正气，使阳气虚衰，可以转化为虚寒证，这是"易寒"的一面。

（2）发病急、传变快。这是小儿病理的又一特点。小儿脏腑娇嫩，形气未充，所以外邪极易入里，甚至出现危急重症。

（3）阳证、热证居多。这是小儿病理的另一特点。小儿被称为"纯阳之体"，阳气偏盛，诸邪极易化热、化火，所以在儿科临床，多见阳证、热证。

（4）脾常不足，肝常有余。这是小儿病理的一个显著特点。脾胃为小儿营养之源。小儿的发育成长迅速，所需的营养物质相对来说要比成人多，因而脾胃的负担比较重。但另一方面，小儿脏腑娇嫩，脾胃功能较弱，所以稍有不慎，就会造成脾胃功能紊乱；再加上小儿不知饥饱，饮食不能合理调节，所以易为饮食所伤，造成疾病发生。鉴于此种情况，故有小儿"脾常不足"之说。所谓"肝常有余"，是指小儿多惊厥、抽搐。外感诸病化热、化火，引起神昏惊厥，在小儿中是比较常见的。甚至一般的感冒，也可导致高热惊厥。

（5）脏气清灵，易于康复，指的是小儿病情恢复比较快。这是因为儿童病大多病因单纯，而且小儿阳气偏盛，生机勃勃，脏气清灵，所以易于康复。

二、宝宝得了什么病

冯氏小儿捏脊疗法的治疗范围相当广泛，包括消化系统、呼吸系统、神经系统、内分泌系统等多系统的多种常见疾病。望、闻、问、切，是中医诊察疾病的基本方法，统称"四诊"。对于上述疾病的诊断也是运用四诊的方法进行诊断的，但是要突出儿科的诊断特点。

小儿不会诉说病情，问诊常常是间接的，因而往往不能确切地反映实际情况，所以问诊所得的材料必须很好地结合实际情况加以分析。小儿见到医生常常害怕、哭闹，惊则气乱，气乱则脉象失去常态，所以切诊也会受到影响；虽然闻诊能比较确切地反映某些实际情况，但它的反映面较窄。望诊不受以上条件限制，反映的情况比较可靠，而且反映面也广。望诊所得的材料能够给判断各脏腑的寒热虚实提供有力的证据，因此望诊不失为儿科最重要的诊察方法。虽然望诊重要，但大家也不能忽略其他三诊。只有四诊合参，甚至进行必要的现代医学检查，综合分析，才能得出比较正确的诊断。

（一）望诊

望诊是通过观察患儿的全身和局部情况获得与疾病有关的辨证资料的一种疾

病诊察方法。历代儿科医家皆认为"小儿病于内，必形于外"，诊察疾病"皆以望面色、审苗窍为主"。望诊包括望神色、望形体、审苗窍、辨斑疹、察指纹等。

❶ 望神色

神是指小儿的精神状态，色是指小儿的面部气色。精神振作、心情愉快、双目有神、动作敏捷、反应灵敏、表情活泼、面色红润、呼吸均匀、气血调和，可视为健康无病的表现。反之，精神不振、双目无神、动作懈怠、面色无华、疲倦乏力、表情呆滞、呼吸不调，可视为有病的表现。儿科望神色时，尤以望面部神色最为重要，《灵枢·邪气脏腑病形》中说："十二经脉，三百六十五络，其血气皆上于面而走空窍。"

面呈白色，多为寒证、虚证，如肺气虚、血虚（贫血）等。如面呈白色同时伴有唇、舌、指甲色淡为血虚或气血两虚。

面呈红色，多属热证。面红耳赤多为实热；面色潮红为阳明里热；两颊发红或一颊独红，红及耳根为滞热；午后颧红，多为阴虚内热；面色紫红，为热深阳郁；新生儿面色嫩红，为正常肤色。

面黄主脾病，多属脾虚或有湿。面目色黄而鲜，为湿热内蕴之阳黄；面目色黄而晦暗，为寒湿阻滞之阴黄。

面呈青色，主惊也主寒、痛、瘀。下眼睑发青为胃有积滞或胃寒；面色青白并见为里寒腹痛；面青唇紫，呼吸急促，为肺气郁闭。

面呈黑色，多主虚寒。面黑表示久病、阴证。如果小儿肤色红黑润泽，体强无病，是先天肾气充足之象。

❷ 望形体

望形体是指观察患儿的形体和动态，即从病儿的形体强弱、肥瘦和活动的状态来推测病情。这里应该注意的是，除疾病会影响到小儿的形体外，还有可能是生长发育的异常。例如，头大、骨缝宽称为"解颅"，脊柱后凸称为"龟背"，胸骨高突称为"鸡胸"，等等。

小儿形体的望诊，包括望头囟、望躯体、望四肢、望肌肤、望毛发、望指（趾）甲，检查时应按顺序进行。生长发育正常，筋骨强健有力，肌肉丰满，皮肤润泽，毛发浓黑，姿态灵活敏捷，这是先天充足、营养良好、健康的表现。反之，则多属有病。

此外，不同的疾病常致患儿采取不同的姿态。如乳食内积的小儿常喜伏卧；腹痛的小儿多为蜷卧；久病、重病的小儿喜卧而少动；颈项强直，手指开合或四肢挛急抖动，或角弓反张，或伴牙关紧闭、口吐白沫，或见两眼上翻，乃属惊风。若小儿腹痛严重，持续不缓解，应注意急腹症发生的可能；若患儿端坐喘促，痰鸣哮吼，多为哮喘，也要注意婴幼儿支气管异物的可能。

③ 审苗窍

（1）察舌

舌为心之苗。舌通过经络直接或间接地与许多脏腑相关联，所以脏腑的病变，常能从舌象上反映出来。临床上望舌，主要观察舌体、舌质和舌苔这三方面的变化。正常小儿舌体柔软，淡红润泽，伸缩活动自如，舌面有干湿适中的薄苔。一旦患病，舌质和舌苔就会发生变化。

舌体：舌体胖嫩，舌边齿痕显著，多为湿邪困脾或脾肾阳虚；

　　　舌体胖淡，舌起沟纹，多为气血两虚；

　　　舌体干燥，多为热盛伤津。

舌质：舌质淡白，为气血不足；

　　　舌质绛红，主热在营血；

　　　舌绛而光，为心胃火盛，劫烁阴液；

　　　舌红少苔，甚则无苔，为阴虚已甚；

　　　舌质紫暗，为气滞血瘀。

舌苔：色白为寒，白腻为寒湿；

　　　苔黄腻为湿热内蕴，或乳食内停；

　　　剥苔多为食积日久，胃阴已伤。

注意：小儿因吃某些药品、食物，舌苔被染应不属病苔。

（2）察目

肝开窍于目，五脏之华皆上注于目。两目明亮、灵活、有神为正气充沛的表现，反之为正气不足。若眼睑结膜色淡，为血虚之象；巩膜色黄，常属黄疸；目赤痒，主风热；眼结膜干燥，多为肝血不足；目眦红烂为心火；睡时露睛，多属脾虚；眼睑浮肿或目下如蚕卧，为水湿上泛。

（3）察鼻

肺开窍于鼻。鼻流清涕，为外感风寒；鼻流浊涕，为外感风热；鼻衄多为肺热迫血于外；鼻孔发红为肺热；鼻翼扇动、气喘为肺气闭郁；鼻尖属脾，红燥为脾热，淡黄为脾虚；鼻腔干燥，为肺热伤津或外感燥邪。

（4）察唇齿

脾开窍于唇，齿为骨之余。脾胃互为表里。口唇红紫为脾胃蕴热；色淡白为脾虚血亏；唇干焦裂为热病伤阴；齿干而燥为胃热伤阴；齿缝出血为胃热；齿龈溃烂为脾胃积热。

（5）察耳

肾开窍于耳及二阴，也为胆经所过。小儿耳郭丰厚，颜色红润，是先天肾气充沛的表现，反之则属肾气不足或体质较差。耳内疼痛流脓，为肝胆火盛；若以耳垂为中心弥漫肿胀，则为痄腮的表现；耳鸣暴起属肝火上炽。

（6）察二阴

肾开窍于耳及二阴。男孩阴囊时肿时复，啼哭时肿大更甚，为疝气的表现；女孩前阴红赤而湿，多属下焦湿热；男孩尿道口发红，小便淋沥，也属湿热下注。小儿肛周潮湿而痒，可为肛周湿疹。大便坚硬带鲜血，常为肛裂；便后直肠脱出，多属中气虚亏。

❹ 辨斑疹

斑和疹是小儿常见的疾病体征。形态大小不一，不高出皮面，压之不褪色者，称为斑；形小如粟米，高出皮面，压之褪色者，称为疹。斑和疹每见于小儿传染病过程中，大都为急性热病，此乃捏脊疗法的禁忌病种，在临床上应加以注意。

5 察指纹

察指纹主要是指察看小儿两手食指掌面靠拇指一侧的浅表静脉的颜色及形态。3岁以下的小儿，寸口脉短小，且不易合作，故以察指纹代替寸口脉的切诊。小儿指纹分为风、气、命三关，第一节为风关，第二节为气关，第三节为命关（图61）。小儿的正常指纹应是红黄隐现，不浮露出风关以上。关于小儿指纹色泽与病症的归属关系为"青主惊、白主疳、紫主内热、红主伤寒、黄主脾病、黑主恶"。

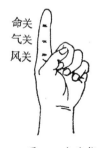

图61　小儿指纹三关图

（二）闻诊

闻诊是运用听觉和嗅觉来诊察疾病的方法。

1 闻哭声

啼哭是小儿的一种"语言"，当小儿有生理要求或身体不适时，就会啼哭。小儿哭声洪亮为实证，哭声低微细弱为虚证，烦躁而哭为热象，哭而伴有惧怕为惊，哭声尖锐为疼。

2 闻咳嗽声

咳声轻扬而流清涕，为感受风寒；咳声重浊而痰黄，为痰热郁肺；干咳无痰、咽干口渴是肺燥之象；咳声重浊、连续不止，时止时发，为顿咳之象；咳如犬吠，常见于喉炎。

3 闻气味

小儿大便酸臭多为伤食并有滞热，无臭而腥为虚寒；小便短浊为湿热，清长无味为下焦寒湿；口气臭秽，嗳气酸腐，多为食积胃热。

（三）问诊

问诊是收集小儿病情资料的一个重要手段。问诊可以补其他三诊之不及。儿科的问诊方式和内容与其他科不同，病情大都由家长或其他临时监护人代述。问诊时要力求详尽，其中包括母亲的妊娠史和分娩情况，孩子的喂养史、预防接种史，家庭成员的健康状况，家族遗传病史及现病史等。问诊的内容较多，结合捏脊疗法适应病症的特点，应重点从以下几个方面进行问诊。

❶ 问寒热

祖国医学的寒热概念和现代医学有所不同。就常见的外感热病来讲，现代医学可通过体温计测量身体是否发热，而祖国医学的发热概念要比现代医学广泛得多。例如小儿在感冒前期总会有一些里热的亚健康症状，如滞热引起的"五心发热"，即两个手心、两个脚心和一个心窝（指胃脘）自觉局部发热。这时的体温可能是正常的，现代医学不认为是发热，但祖国医学认为小儿已经出现了里热的症状。由于手足心热，小儿睡觉时会把手脚晾在被外，或腹卧而睡以使腹部感到舒服，同时还可伴有睡眠不安、口气重、大便臭秽或消化不良等症状。如果早期对小儿出现的滞热进行治疗，很可能就会防止感冒的发生。所以，在儿科，寒热的程度，发生的时间、部位、规律等是辨证施治的重要依据。

❷ 问汗

小儿肌肤娇嫩，卫气不充，较成人易出汗，一般不属于病态。我们在临床中也发现出汗多有一些遗传倾向。有些家长身体壮实，自幼汗多，每每吃饭都会大汗淋漓，孩子也像他。这种孩子可不必治疗，只需注意及时补充水分即可，夏天要让孩子多吃一些水分充足、电解质含量丰富的水果、蔬菜。在临床中也确有汗证的小儿，若白天汗出较多，称为自汗，是气虚卫外不固的表现；若夜间睡后汗出，称为盗汗，是阴虚的表现。从治病必求于本的原则出发，对这种病理性的出汗还应寻找病因。

❸ 问饮食

小儿的饮食问诊是十分重要的。在儿科疾病谱中，发病率高的除了呼吸系统疾病，就是消化系统疾病了。从儿童的生理特点来讲，小儿脾常不足，消化功能尚不完全，但小儿又日生夜长，需要很多的营养物质进入体内，这是一对矛盾，调养不善就会生病。如果饮食不当伤及脾胃还会累及他脏，最常见的感冒挟滞（俗称停食着凉）就是这种类型。儿童对饮食的入量和种类自控能力较差，常常出现过食、偏食、暴食、冷食、厚食（吃得过于油腻和甜腻）等现象，这会伤及中焦脾胃导致厌食、便秘、泄泻、呕吐、感冒挟滞、肥胖等疾病的发生。小儿消化系统疾病的证型也比较多，如厌食有脾胃不和、脾胃虚弱、脾胃阴虚等证型；泄泻有伤食泻、脾虚泻、脾肾阳虚泻等证型；便秘有食积便秘、脾虚便秘等证型。在饮水方面，若喜冷不喜热，多为热证；若喜热不喜冷，多为寒证；频频饮水伴口干唇燥，多为胃阴亏虚。

❹ 问二便

主要是询问大便的次数、质地和形色以及小便的次数、颜色等。新生儿胎粪为出生后12小时至4天内排出的墨绿色黏稠粪；人乳喂养的乳儿，大便为金黄色均匀软膏样大便，有酸味，每日2～4次；牛乳喂养的乳儿，大便为浅黄色均匀硬膏样大便，有干酪味，每日1～2次；年长儿大便成形、色黄、有粪臭味，每日排便1～2次。若小儿大便次数明显增多，质地稀薄，为脾不健运；大便秘结，多为实热或阴液亏虚。新生儿小便最初几日为每日4～5次；1周～半年，为每日20～25次；1～2岁，为每日15～16次；2～3岁，为每日10次左右；学龄儿童，为每日6～7次。正常尿色为无色或淡黄。若小便清长，或夜间遗尿，为肾阳虚亏，肾失固藏；小便频急，溲时疼痛，为湿热下注。

❺ 问睡眠

充足、规律的睡眠是小儿健康成长的重要基础。不同年龄段的小儿睡眠时间是不同的，年龄越小睡眠时间越长：新生儿20～22小时、3～6个月18～22小时、6～9个月16～18小时、9个月～1岁15～16小时、1岁14～15小时、1岁～1岁半13～14小时、3～4岁13小时、5～7岁12小时、8～11岁10小时、12～14岁8～9小时。睡眠应以安静为佳。睡眠时烦躁、夜惊、盗汗可见于婴幼儿佝偻病；夜间睡眠不宁，肛门瘙痒，可为蛲虫病或肛周湿疹。此外，晚饭吃得多可导致胃不和睡不安；卧室温度过高、过低，环境不安静，被子过厚、过薄都可导致孩子睡眠出现问题。

（四）切诊

切诊包括脉诊和按诊。

1 脉诊

小儿脉诊较成人简单，一般来讲以浮、沉、迟、数辨表里、寒热，以有力、无力定虚实。小儿脉诊的另一个特点是小儿的脉率随年龄不同而有所不同：年龄越小，脉率越快。因小儿常哭闹，哭闹常会影响脉象，故3岁以下的小儿可用察指纹的方法来代替脉诊，3岁以上的小儿才可以采用脉诊。

浮脉 浮脉为阳脉。病邪侵入肌表，人体卫外的阳气奋起抵御外邪，与之搏击于体表，所以脉见浮象。浮脉多主表证。浮脉的特点是轻轻接触皮肤即可感到脉搏跳动。

沉脉 沉脉为阴脉。病邪潜入体内，郁阻聚结，致使气血畅流受阻，出现困阻郁滞，所以脉见沉象。沉脉多主里证。沉脉的特点是重取始得，也就是脉位低沉，只有重按才可以感到脉搏跳动。

迟脉 迟脉为阴脉。寒邪凝聚体内，致使阳气运行迟缓，所以脉见迟象。迟脉多主寒证。迟脉的特点是一呼一吸脉来迟缓。

数脉 数脉为阳盛脉象。阳热促使血行，脉动加速，而呈现数脉。数脉多主热证。数脉的特点是一呼一吸脉来过速。

滑脉 滑脉主痰湿、食积、实热等证。正常人脉滑而缓和（稍有滑象），是营卫调和、气血充盈的征象。滑脉的特点是往来流利，应指圆滑，如珠滚玉盘之状。

②按诊

按诊是通过按压、触摸小儿皮肤，以及躯干和四肢等部位，进一步了解病情，获取诊断线索和依据的一种诊法。

皮肤按诊　触摸小儿的皮肤不仅可以了解皮肤的温度、出汗的情况，还可感受皮肤的枯泽。手足肤冷，汗多而凉，为阳气不足；手足心热，为阴虚内热或滞热内生。皮肤按之凹陷，为水湿停聚体肤；吐泻失水过多可致皮肤干燥而松弛。

头部按诊　触摸小儿的头部主要是检查小儿囟门的情况。正常小儿前囟门直径在生后最初几个月为2.5～3厘米，半岁以后开始缩小，1～1岁半内闭合。若逾期不闭，应除外佝偻病、脑积水等；如小儿前囟门生后就已闭合，则应除外小头畸形。

胸腹部按诊　触摸小儿的胸部可以检查小儿胸廓的发育情况。当小儿患佝偻病时，胸部骨骼的发育可受到影响而出现鸡胸、肋骨外翻、串珠肋等体征。当小儿长期患有哮喘而出现肺气肿时，胸廓外形可成桶状胸。触摸小儿的腹部时，以腹部平软温和，按之不痛、叩之不胀为正常。多种消化道功能紊乱性疾病，如肠痉挛、消化不良、便秘等，都可引起腹痛、腹胀。

四肢按诊　手足厥冷，多属阳虚不能温煦四肢；四肢挛急抽动，多为惊风发作之症；一侧或两侧肢体细弱，活动受限，多见于脑炎后遗症或小儿麻痹后遗症。

三、做宝宝的捏脊大夫

（一）厌食症

厌食症以较长时间的食欲低下、食量减少为特征，是小儿时期的一种常见病症。如果小儿的营养发育状态比较好，只是偶有食欲低下的情况，则不能视为厌食症。

引起小儿厌食的因素有很多。某些局部或全身性疾病，像十二指肠溃疡、肝炎、慢性肠炎、长期便秘、结核病、尿毒症等，均可引起厌食；长期服用某些中药物也可导致厌食；小儿的中枢神经系统长时间地受到某些不良因素刺激，像家长对孩子特别严厉，特别是吃饭时对孩子进行批评训斥，或是小儿突然离开父母来到新环境，均可造成小儿心情不愉快，引起厌食。除了上面所讲的各种因素外，生活不规律、天气过于炎热，也是引起小儿厌食的重要因素。因此，治疗小儿厌食症，除了调整脾胃功能外，还应注意祛除引起厌食的种种不良因素。由某些疾病引起的厌食症，应同时对原发病进行治疗。

中医学认为胃为水谷之海，脾主运化，脾胃功能失调是造成厌食症的直接原因。调理脾胃功能要分虚实，偏实证的要以消食导滞、健脾助运为主，偏虚证的要以扶正补虚为主。小儿厌食症常见以下三种证型。

脾失健运型：表现为烦躁不安，夜睡不宁，口有臭味，乳儿口中可有酸乳味，并可见面红耳赤，不欲吮乳，幼儿可见手脚心发热，大便干，小便黄。舌苔厚腻，脉象弦滑，指纹多见紫滞。

脾胃虚弱型：表现为面黄肌瘦，不思饮食，疲倦少言，汗多，大便溏薄。舌淡苔白，脉象细弱，指纹淡红。

胃阴不足型：表现为口渴咽干，不喜进食，皮肤干燥，大便多干结。舌红少苔，或无苔少津，脉细，指纹红。

1 手法治疗

（1）冯氏小儿捏脊手法

强健脾胃、消食助运为小儿厌食症的基本治则。冯氏小儿捏脊手法在治疗小儿厌食症时共捏6遍，从第3遍开始，选择一遍重提督脉两旁的胃俞、脾俞及大肠俞，通过刺激膀胱经上相应脏腑的背俞穴来调整小儿脾胃功能，加速胃肠蠕动，达到健脾和胃、消食导滞的目的。

（2）辅助手法

在运用冯氏小儿捏脊手法的基础上，根据不同的证型可以配合其他小儿推拿手法进行辅助治疗以提高疗效。小儿推拿手法讲究轻快持久，用力柔和均匀，频率为每分钟100～200次。

A. 脾失健运型：补脾经1～3分钟，清大肠、清胃经各1～3分钟，掐揉四横纹（四缝穴）5～10遍，揉中脘1～2分钟，以消积化食，运脾开胃。

B. 脾胃虚弱型：补脾经1～3分钟，揉板门1～2分钟，揉足三里1～3分钟，运内八卦1～3分钟，以补益脾胃，助运增食。

C. 胃阴不足型：揉二人上马1～3分钟，揉内劳宫1～3分钟，运土入水1～3分钟，揉按涌泉穴1～3分钟，以滋阴健脾消食。

❷ 中成药治疗

（1）健脾消食丸： 1岁以内每次服半丸；1～2岁每次服1丸；2～4岁每次服1丸半；4岁以上每次服2丸。日服2次。本药适用于脾失健运型小儿厌食症。

（2）香橘丸： 每次服1丸，日服3次，3岁以内小儿酌减，温开水送服。本药适用于脾胃虚弱型小儿厌食症。

（3）补益资生丸： 成人每次服2丸，每日2次，温开水送服。8～10岁儿童每次服成人单次量的2/3，6～7岁儿童服1/2，4～5岁儿童服1/3，3岁以下儿童服1/4。本药适用于胃阴不足型厌食症。

❸ 药膳调理

（1）山楂陈皮粥： 取生山楂、陈皮各6～12克，大米50克。先将生山楂、陈皮煎水，然后用此水加大米煮粥。适用于因饮食无规律、无节制导致脾胃受伤，受纳、运化功能减弱，出现食欲不振的厌食症小儿。

（2）**益脾饼**：取白术20克，陈皮2克，干姜6克，红枣泥50克，鸡内金粉10克，面粉200克。将白术、干姜加水煮1小时，用此水和面，并加入红枣泥、鸡内金粉揉成面团，制成薄饼，小火烙熟即可。此饼具有开胃健脾消食之功效，适用于脾胃虚弱型小儿厌食症。

（3）**麦芽山楂糕**：取大麦芽100克，山楂50克，糯米150克，白糖、蜂蜜各适量。先将大麦芽、山楂分别洗净，风干，研成末；糯米洗净，风干，放入锅中炒熟，研成末。将大麦芽末、山楂末、糯米末、白糖混合后加适量清水和蜂蜜拌匀，制成方形糕块，入锅蒸熟即可。本品适用于吃肉过多导致脾胃受伤、受纳运化功能减弱的小儿。

❹ 预防与护理

给小儿建立合理的生活制度和饮食制度是预防小儿厌食症的主要措施。教育小儿不要偏食。对于食欲不振的小儿要经常调换饮食的花样。小儿吃饭时，不要分散小儿的注意力，更不要利用这个时间对孩子进行批评教育。

对于年龄较大的儿童，教育他们吃饭要定时定量，不要暴饮暴食，夏天吃冷食要适量。

小儿得了疾病，要及时进行治疗。

（二）腹痛

腹痛是学龄儿童中最常见的一种病症，主要是由于肠道平滑肌痉挛引起的，好发于体弱或过敏体质的儿童。引起腹痛的原因有很多，常与上呼吸道感染、腹部受凉、过食冷饮、食物过敏、消化不良、肠道寄生虫感染或毒素的刺激有关。腹痛有突发性和间歇性发作的特点。腹痛的病因常比较复杂，涉及的疾病范围广泛，本文所讲的内容主要针对非外科疾患所引起的腹痛。

祖国医学认为，小儿腹痛多由脾胃薄弱，经脉未盛，内外因素干扰所致。腹内脏腑、经脉受寒邪侵袭，或为乳食所伤，中阳不振，络脉瘀滞等，均可引起经脉失调、气滞不通而发生腹痛。小儿腹痛，在临床上常见以下几个证型。

腹部中寒型：表现为腹痛剧烈，得温痛减，遇冷加重，小便清利，大便稀溏，伴四肢冷、呕吐。舌苔白滑，脉沉弦或紧，指纹青。

乳食积滞型：表现为腹部胀满疼痛，按压则疼痛加重，伴不思乳食，嗳腐吞酸，痛则欲便，便后痛减。舌苔多厚腻，脉沉滑，指纹紫滞。

脾胃虚寒型：表现为腹痛隐隐，时发时止，痛时喜温喜按，手足多冷，食后腹胀，大便软散或稀溏，神疲乏力，缩身怯寒。唇舌淡白，脉象沉细，指纹淡红。

❶ 手法治疗

（1）冯氏小儿捏脊手法

因六腑以通为用、通则不痛，故腹痛的治疗应以通为大原则。冯氏小儿捏脊手法在治疗小儿腹痛时共捏6遍，从第3遍开始，选择一遍重提膀胱经上的背俞穴，从下向上依次为胃俞、脾俞、膈俞及督俞，通过刺激这些背俞穴来温通相应脏腑气机，鼓动阳气，以达温阳驱寒、温经通络、行气止痛之功。

（2）辅助手法

在运用冯氏小儿捏脊手法的基础上，根据不同的证型可以配合其他小儿推拿手法进行辅助治疗以提高疗效。

A.腹部中寒型：顺运内八卦2～5分钟，揉关元1～3分钟，揉外劳宫1～3分钟，以温阳散寒，升举阳气；推上三关1～3分钟，横擦中脘使其局部发热，以驱寒邪。

B.乳食积滞型：掐揉四横纹5～10遍，以消食化积，行气止痛；揉天枢1～3分钟，以调理大肠，消积润下。

C.脾胃虚寒型：补脾经2～5分钟，揉板门1～2分钟，按揉气海1～3分钟，按揉一窝风与小天心（三揉一按）各3～5分钟，揉神阙、足三里各1～3分钟，以健脾温中，散寒止痛。

❷ 中成药治疗

（1）气滞胃痛冲剂：11岁以上儿童及成人每次服2.5～5克，日服3次。8～10岁儿童每次服成人单次量的2/3，6～7岁儿童服1/2，4～5岁儿童服1/3，3岁以下儿童服1/4，开水冲开缓服。用于治疗腹部中寒型腹痛。

（2）保和丸：11岁以上儿童及成人每次服3～6克，日服3次。8～10岁儿童每次服成人单次量的2/3，6～7岁儿童服1/2，4～5岁儿童服1/3，3岁以下儿童服1/4，开水冲开缓服。用于治疗乳食积滞型腹痛。

（3）附子理中丸（大蜜丸）：11岁以上儿童及成人每次服0.5～1丸，日服2次。8～10岁儿童每次服成人单次量的2/3，6～7岁儿童服1/2，4～5岁儿童服1/3，3岁以下儿童服1/4，开水冲开缓服。用于治疗脾胃虚寒型腹痛。

❸ 药膳调理

（1）陈皮良姜粥：取高良姜25克，陈皮5克，粳米200克。将高良姜捣碎和陈皮切丝；粳米淘洗干净备用。将砂锅置火上，放入适量清水，倒入高良姜和陈皮丝，煎熬1小时左右，去渣留汁。粳米加入药汁，再加适量水入锅熬成粥即可。本品适用于腹部中寒型腹痛和脾胃虚寒型腹痛。

（2）萝卜粥：取白萝卜1个，小米50克，红糖适量。将白萝卜洗净切成小丁，加适量水入锅煮30分钟，再将小米淘洗干净，入锅同煮至米烂汤稠，加入适量红糖，煮沸即可。本品适用于乳食积滞型腹痛。

❹ 预防与护理

注意腹部保温，避免小儿感受寒邪。注意饮食卫生，不要暴饮暴食。忌食生冷，避免过食瓜果。

（三）呕吐

小儿呕吐是以乳食由胃中上逆从口中吐出为主症的一种儿科常见病症，多见于婴幼儿。引起新生儿呕吐的原因有很多，某些先天性疾患或产伤，如食管闭锁、食管裂孔疝、颅内出血等均可引起呕吐。胎儿从母体娩出时吞入了羊水或因小儿贲门松弛或幽门痉挛也可引起新生儿呕吐。最常见的还是由于小儿出生后喂养方法不妥，如吮乳过量、过快或哺乳时乳儿的姿势不当所引起的呕吐。

除了上面所讲的引起新生儿呕吐的种种因素外，中医学还认为凡外感邪气，内伤乳食，大惊卒恐，以及其他脏腑疾病影响到胃之收纳和降，致胃气上逆者，均可引起呕吐。本症多见于婴幼儿，且夏季较易发生。经常或长期呕吐，会损伤胃气、津液，导致胃纳失常，气血亏虚。治疗上常根据引起呕吐的原因和小儿出现的症状进行辨证分型。小儿呕吐常见以下几种证型。

乳食积滞型：表现为脘腹胀满，呕吐乳块或未消化的食物，吐后则舒，不思进食，夜卧不宁，口气酸腐，大便秘结或泻下恶臭。舌质红，苔厚腻，脉滑数有力，指纹紫滞。

胃中蕴热型：表现为食入即吐，呕吐频繁，吐出物酸臭，口气酸腐，心烦口渴，睡眠不安，面赤唇红，大便秘结，小便短黄。舌红苔黄，脉滑数，指纹紫滞。

脾胃虚寒型：病起缓慢，病程绵长，时轻时重，时发时止，表现为病后不思饮食，食后良久方吐，呕吐物多清稀，睡姿蜷曲，身倦乏力，四肢不温，大便稀溏。舌质淡，苔白，脉细无力，指纹淡。

❶ 手法治疗

（1）冯氏小儿捏脊手法

和胃降逆为治疗小儿呕吐的基本原则。冯氏小儿捏脊手法在治疗小儿呕吐时共捏6遍，从第3遍开始，选择一遍重提膀胱经上的相关背俞穴，从下向上依次为胃俞、脾俞、肝俞。刺激脾俞、胃俞可调理脾胃功能，和胃降逆；刺激肝俞可疏肝理气，引气下行。

（2）辅助手法

在运用冯氏小儿捏脊手法的基础上，根据不同的证型可以配合其他小儿推拿手法进行辅助治疗以提高疗效。小儿推拿手法讲究轻快持久，用力柔和均匀，一般推揉手法频率为每分钟100～200次，而复合手法则按遍数来计算。

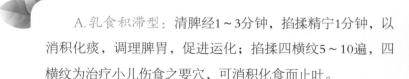

A.乳食积滞型：清脾经1～3分钟，掐揉精宁1分钟，以消积化痰，调理脾胃，促进运化；掐揉四横纹5～10遍，四横纹为治疗小儿伤食之要穴，可消积化食而止吐。

B.胃中蕴热型：清胃经5～8分钟，下推天柱骨50次，推下六腑1～3分钟，以清脾胃之热邪，降逆止呕。

C.脾胃虚寒型：揉板门3～5分钟，板门为脾胃之门，揉之可消积导滞，理气降逆止呕；推上三关2～5分钟，以温阳健脾，益气止呕。

❷ 中成药治疗

（1）一捻金：每次0.3克，日服2次，1周岁以内小儿酌减。适用于小儿胃中蕴热型呕吐。

（2）**小儿化滞散**：4～6岁，每次3克；1～3岁，每次1.5克；1周岁以内小儿酌减。一日2次。适用于乳食积滞型呕吐。

（3）**附子理中丸（大蜜丸）**：11岁以上儿童及成人每次1丸，日服2次。8～10岁儿童每次服成人单次量的2/3，6～7岁儿童服1/2，4～5岁儿童服1/3，3岁以下小儿服1/4，开水冲开缓服。适用于脾胃虚寒型呕吐。

❸ 药膳调理

（1）**甘蔗陈皮汁**：取甘蔗汁150克，陈皮3克。将陈皮加入100毫升水中煮3分钟，去渣取汁，与甘蔗汁混合后饮用。本品适用于小儿胃中蕴热型呕吐。

（2）**砂仁粥**：取砂仁4～6克，生麦芽20克，山楂10克，粳米100克。将砂仁、生麦芽和山楂放入煎药包内，粳米淘洗干净。在砂锅中放入适量水，上火煮沸，然后下入粳米和药包。先武火，后文火，煮成粥即可。三餐温热食用，或每日多次少量食用。本品适用于小儿乳食积滞型呕吐。

（3）**生姜红糖水**：取生姜30克，红糖50克。将生姜和红糖加水适量上火熬水。晨起空腹热服。本品适用于小儿脾胃虚寒型呕吐。

❹ 预防与护理

新生儿呕吐多由喂养方法不当引起，小儿吮奶时速度不宜过快，也不能使空气从奶嘴进入口腔，更不能叫小儿养成吮空奶嘴的习惯。小儿进乳后，不宜马上平卧，应将小儿抱伏在乳母肩上，轻拍后背，使胃内空气从口腔内排出。同时还要注意奶具的清洁。如果小儿出生后首次喂奶即吐，或呕吐物中带有胆汁、粪汁，或呕吐持续不止，那就应当及时就诊，进一步寻找引起呕吐的原因。

（四）口疮

口疮常指由细菌或病毒引起的口腔黏膜炎症，部分口疮可由物理性刺激或某些维生素缺乏而引起。由细菌引起的口疮，可在口腔黏膜上出现大小不等的溃疡面，溃疡面上可见白色假膜。这时小儿可有灼痛感，严重时小儿可有口臭、流涎、局部淋巴结肿大，也可伴有高烧等全身症状。由病毒引起的口疮，常见于单纯疱疹病毒引起的口腔炎，这种口疮的口腔黏膜溃疡面比较小，但也可伴有高烧、食欲不振、烦躁、局部淋巴结肿大等表现。由物理性刺激，如食物太热、太硬，或药物刺激引起的口疮，症状一般都比较轻。

中医学认为本病的发生常由心脾蕴热或虚火上炎引起，常分为以下两个证型。

心脾蕴热型： 口腔及舌体黏膜充血发红，可见大小不等的溃疡面，溃疡面疼痛明显，齿龈红肿，同时伴烦躁不安、流涎、食欲不振、口臭等症状。热毒严重的还可伴发烧、口渴、大便干、小便黄。舌尖红，苔薄黄，脉滑数，指纹紫。

虚火上炎型： 口腔黏膜溃疡面小，黏膜颜色淡红，口臭及溃疡面疼痛不明显，面及口唇颜色发淡，但口干、口渴明显。口疮反复发作，可经久不愈。舌淡红苔少，脉细数，指纹紫滞。

① 手法治疗

（1）冯氏小儿捏脊手法

冯氏小儿捏脊手法在治疗口疮时共捏6遍，从第3遍开始，选择一遍重提膀胱经上的背俞穴，从下向上依次为肾俞、胃俞、脾俞及心俞，通过刺激这些背俞穴，可以达到疏通经络、调整脏腑、清泻积热而治疗口疮的作用。

（2）辅助手法

在运用冯氏小儿捏脊手法的基础上，根据不同的证型可以配合其他小儿推拿手法进行辅助治疗以提高疗效。小儿推拿手法讲究轻快持久，用力柔和均匀，一般推揉手法频率为每分钟100～200次，而复合手法则按遍数来计算。

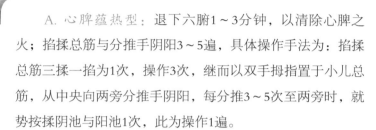

A. 心脾蕴热型：退下六腑1~3分钟，以清除心脾之火；掐揉总筋与分推手阴阳3~5遍，具体操作手法为：掐揉总筋三揉一掐为1次，操作3次，继而以双手拇指置于小儿总筋，从中央向两旁分推手阴阳，每分推3~5次至两旁时，就势按揉阴池与阳池1次，此为操作1遍。

B. 虚火上炎型：揉三阴交2~3分钟，揉廉泉1~2分钟，以养阴润燥；揉二人上马1~3分钟，以滋阴降火。

❷ 中成药治疗

（1）导赤丸（大蜜丸）：每服1丸，日服2次，温开水送服（1岁以内小儿酌减）。用于治疗心脾蕴热型口疮。

（2）知柏地黄丸（大蜜丸）：11岁以上儿童及成人每服1丸，日服2次。8~10岁儿童每次服成人单次量的2/3，6~7岁儿童服1/2，4~5岁儿童服1/3，3岁以下小儿服1/4，温开水送服。用于治疗虚火上炎型口疮。

❸ 药膳调理

（1）萝卜鲜藕汁：取白萝卜1个，鲜莲藕200克。将白萝卜和莲藕洗净，切成小块，放入榨汁机中榨汁。取适量含于口中，使汁液与口腔溃疡面尽量接触，片刻后咽下。每日数次。本品适用于心脾蕴热型口疮。

（2）银耳莲子羹：取银耳25克，莲子（去心）50克，冰糖适量。将银耳、莲子用水清洗干净，放入锅中，加水煮至银耳熟烂，加入冰糖调味，待冰糖溶化即可服用。早晚各进食一小碗。本品适用于虚火上炎型口疮。

❹ 预防与护理

保持小儿的口腔清洁是预防口疮发生的重要环节。特别是体弱儿，由于全身抵抗力降低，口腔内细菌活力增强，常常诱发本病。不要让小儿食用一些过热、过硬的食物。小儿要勤喝水，以防口腔黏膜干燥，同时也可起到冲洗口腔的作用。体弱儿还要注意营养的补充，治疗全身性疾病等。由缺乏维生素B_2引起的口角炎，应及时给患儿补充维生素B_2。

（五）流涎

流涎又叫滞颐，俗称流口水，指小儿口水不自觉地从口中溢出。流涎多见于3岁以下的幼儿。由于长期流口水，可致口周潮红、糜烂。因外伤或口腔感染所致的流涎不属于本节范畴。本病常见以下两种证型。

阳明积热型： 患儿口水向外流淌，进食则更多，但无全身症状。大便或有秘结，小便黄赤，口臭唇红。舌红苔黄，脉滑略数，指纹紫。

脾胃寒凝型： 患儿口水清稀，衰弱无神，或大便不实。舌质胖嫩，脉沉细无力，指纹色淡。

❶ 手法治疗

（1）冯氏小儿捏脊手法

冯氏小儿捏脊手法在治疗流涎时共捏6遍，从第3遍开始，选择一遍重提膀胱经上的相关背俞穴。从下向上依次为胃俞、脾俞及心俞，通过刺激这些背俞穴来调整相应脏腑功能，以达到调和脾胃、固涎止颐的目的。

（2）辅助手法

流涎的治疗应本着虚则补之，实则泻之的原则。在运用冯氏小儿捏脊手法的基础上，根据不同的证型可以配合其他小儿推拿手法进行辅助治疗以提高疗效。小儿推拿手法讲究轻快持久，用力柔和均匀，一般推揉手法频率为每分钟100～200次，而复合手法则按遍数来计算。

A. 阳明积热型：清天河水3～5分钟，推箕门1～3分钟、运水入土1～3分钟，以清阳明之热；掐揉颊车10次，三揉一掐，以止涎。

B. 脾胃寒凝型：按揉外劳宫1～3分钟，以温里散寒；掐揉承浆，掐3次揉1分钟，操作2～3遍，揉地仓、人中各1～3分钟，以敛液止涎。

❷ 中成药治疗

（1）**小儿健胃糖浆**：每服3毫升，日服1～2次，见缓则停，不宜久服。适用于阳明积热型流涎。

（2）**参苓白术散**：每服3克，日服1～2次，温开水送服，见缓则停。适用于脾胃寒凝型流涎。

❸ 药膳调理

（1）**萝卜姜汁饮**：取生白萝卜500克，鲜姜10克。将二者捣烂取汁，含漱，每日数次。适用于脾胃寒凝型流涎。

（2）**山药绿豆粥**：取山药、绿豆各30克。将山药和绿豆打成粉，加入适量水，熬成糊状食用，每日1～2次。适用于阳明积热型流涎。

❹ 预防与护理

口涎多，衣领、衣襟常被浸湿，要勤洗勤换衣服，注意保护下巴、前胸皮肤，防止浸渍糜烂，可垫干净纱布或用围嘴。擦拭时要用柔软的棉质手巾，勿用力水平擦，避免损伤皮肤。一旦出现皮肤破损，应在医生指导下进行治疗。

（六）泄泻

泄泻是由多种细菌或病毒引起的消化道疾病的总称。本病以夏秋两季发病率最高。患儿年龄大多数在1岁半以下。引起本病的原因除致病的病原体直接在消化道内感染外，还包括消化道外的感染，如中耳炎、咽炎、肺炎、皮肤感染等。除此以外，像喂养方法不当、体质差、滥用抗生素等也是引起本病发生的重要因素。

轻型的泄泻，患儿可以不发烧或仅是低烧，每天的大便次数在数次到十数次，大便稀薄带水或有少量的黏液，偶有呕吐，尿量不减，精神尚好，经过适当治疗，1周左右就可痊愈。

重型泄泻可由轻型泄泻转变而来，或一开始就表现为严重的腹泻，患儿每天的大便次数为十数次到数十次，大便中水分较多，色黄绿，患儿可有明显的口渴、口干、尿量减少、皮肤弹性差、两眼凹陷、哭无眼泪等脱水症状，甚至还会出现高烧、昏迷、抽风。如果疾病迁延不愈，患儿还会出现多种并发症，如消化道以外的感染、多种维生素缺乏症等。由此可见，重型泄泻对小儿健康的影响是比较大的。

中医学认为感受外邪、内伤饮食、脾胃虚弱都可引起泄泻的发生。根据病因、季节以及患儿出现的症状，常分为以下几种证型。

风寒泻：表现为大便清稀、带有泡沫、无明显臭气，腹痛肠鸣。或伴鼻塞流涕、发热等外感症状。舌苔薄白，脉浮紧，指纹淡红。

伤食泻：表现为大便稀溏、夹杂残渣或乳块、气味酸臭，常伴有腹痛胀满、呕吐。乳幼儿常以啼哭为信号，尤其是突然哭叫或睡中惊啼。舌苔厚腻，脉滑实，指纹滞。

脾虚泻：表现为泄泻反复发作，时发时止，大便溏薄或完谷不化，食后泄泻，多吃多拉，常伴有面色萎黄、神疲倦怠、形体消瘦等症状。舌淡苔白，脉缓弱，指纹淡。

❶ 手法治疗

（1）冯氏小儿捏脊手法

泄泻的主要治疗原则为健脾化湿、分清泌浊。冯氏小儿捏脊手法在治疗婴幼儿泄泻时共捏6遍，从第3遍开始，选择一遍重提膀胱经上的相关背俞穴。从下向上依次为三焦俞、胃俞、脾俞及肝俞，通过刺激这些背俞穴，可以调理脾胃功能，调整肠道气机，继而健脾化湿、分清泌浊而止泻。

（2）辅助手法

在运用冯氏小儿捏脊手法的基础上，根据不同的证型可以配合其他小儿推拿手法进行辅助治疗以提高疗效。小儿推拿手法讲究轻快持久，用力柔和均匀，一般推揉手法频率为每分钟100～200次，而复合手法则按遍数来计算。

A. 风寒泻：家长将手烤暖，在患儿腹部，以肚脐为圆心，以肚脐至剑突下距离的2/3为半径画一个圆，沿此轨迹顺时针与逆时针交替摩腹10分钟，以温中散寒止痛。然后上推七节骨3～5分钟，推揉令热，以固肠止泻。

B. 伤食泻：按揉天枢1～3分钟，以和中消滞止泻；揉龟尾3～5分钟，以调节肛门括约肌止泻。

C. 脾虚泻：补脾经5～8分钟，点揉足三里1～3分钟，以健脾和中止泻。

❷ 中成药治疗

（1）**香苏正胃丸**：每次1丸，日服2次，温开水送服，1岁以内小儿酌减。可用于外感风寒或过食生冷食物，致使寒邪凝留脾胃引起的泄泻。

（2）**肥儿散**：每服1包，日服2次（周岁以下，每服半包，日服2次），温开水送服。适用于伤食泻。

（3）**固本益肠片**：11岁以上儿童及成人，每服8片，日服3次。8～10岁儿童每次服成人单次量的2/3，6～7岁儿童服1/2，4～5岁儿童服1/3，3岁以下小儿服1/4。适用于脾虚泻。

❸ 药膳调理

（1）**苹果红糖泥**：取苹果1个，红糖适量。将苹果削皮、切片，入锅蒸至熟烂，加入红糖，调拌均匀，频频喂食。本品适用于6个月左右小儿的风寒泻。

（2）**山药粳米粥**：取山药50克，粳米50克。二物用砂锅同煮成粥，每日分2次服。本品适用于脾虚泻。

（3）**胡萝卜粥**：取胡萝卜500克。将胡萝卜洗净，切成小丁，入锅蒸烂，再加水制成胡萝卜粥。本品适用于伤食泻初期。

❹ 预防与护理

孩子出生后尽量母乳喂养，食具要清洁，增添辅食要及时、合理。小儿要注意个人卫生，生活要规律，饮食定时定量，有了疾病要及时治疗。小儿得了泄泻，除治疗外，饮食要减量，注意水分的补充，还要注意保持臀部清洁、干燥。

（七）便秘

便秘是小儿常见的一种症状，多与饮食不足、食物成分比例不适当、肠道功能失调及某些疾病的存在有关。

小儿如果体弱多病，长时间饮食不足，不仅会使大便量少，还会导致营养不良，腹部肌肉及肠壁肌肉不发达，进而造成排便无力，引起便秘。牛乳喂养的小儿也容易便秘，原因有二：一是牛乳中的酪蛋白遇到胃酸后会凝成较大的乳块，不易消化；二是相对于母乳来说，牛乳中的钙磷比例不利于钙的吸收。上述两个原因可造成乳儿大便中含有较多的蛋白质凝块及钙质而引起便秘。对于大一点的孩子，进食蛋白质过多或偏食细粮也可引起便秘。如果小儿自幼没有养成按时排便的习惯，或生活不规律，缺少体育活动，则可使肠道肌肉松弛，造成便秘。再有就是某些疾病，如佝偻病、皮肌炎、肛门狭窄、先天性巨结肠等也可引起便秘。长期便秘不仅会使小儿烦躁不安、食欲不振，严重的还会引起肛裂、痔疮或直肠脱垂。

中医治疗便秘根据病因和症状分为若干类型，儿科最常见到的类型是燥热内结、津液不足型和身体衰弱、气血不足型。

燥热内结、津液不足型：本型属于实证，多见于体壮儿。常见的症状有大便干燥，甚至如球，面色发红，烦躁口渴，口舌生疮，食欲正常，小便发黄，舌苔黄厚。

身体衰弱、气血不足型：本型属于虚证，多见于体弱儿，或急性热性病后的小儿。常见的症状有面色发白，疲倦无力，虽有便意，但时常排不出来大便，平素大便不干或略干。严重的小儿还会出现头晕头痛。

1 手法治疗

（1）冯氏小儿捏脊手法

大便为糟粕，治疗便秘时以通下为主要原则。冯氏小儿捏脊手法在治疗便秘时共捏6遍，从第3遍开始，选择一遍重提膀胱经上的相关背俞穴。从下向上依次为三焦俞、胃俞、脾俞、厥阴俞，通过刺激这些背俞穴，可调理胃肠功能，化腐浊，通导腹气，以达到助蠕动、促排泄的目的。

（2）辅助手法

在运用冯氏小儿捏脊手法的基础上，根据不同的证型可以配合其他小儿推拿手法进行辅助治疗以提高疗效。小儿推拿手法讲究轻快持久，用力柔和均匀，一般推揉手法频率为每分钟100～200次，而复合手法则按遍数来计算。

A. **燥热内结、津液不足型**：清大肠3～5分钟，运外八卦1～3分钟，以行气散结，润肠通便；揉全腹3～5分钟，以促进胃肠蠕动，通导腹气，促进排便；下推七节骨1～3分钟，推后用手握空拳，以拳眼叩击七节骨，以通腑泄热，润肠通便。

B. **身体衰弱、气血不足型**：顺时针和逆时针摩腹各1～3分钟，以调畅中焦而通便；补脾经1～3分钟，以促进脾胃功能，加强对水谷精微的吸收，益气养血通便。

❷ 中成药治疗

（1）**王氏保赤丸**：半岁～1岁服5粒，2～4岁服10～20粒，5岁以上服30粒，温开水送服（见大便泻下后停服）。适用于燥热内结、津液不足型便秘。

（2）**麻仁润肠丸**：每服1丸，日服2次，温开水送服。适用于身体衰弱、气血不足型便秘。

❸ 药膳调理

（1）**蜜奶芝麻羹**：取牛奶200毫升，白芝麻20克，饴糖适量。将白芝麻去杂质后洗净，沥干备用。平底锅置火上，放入白芝麻，用小火炒熟，盛出后研成细末。将牛奶煮沸，加入饴糖和白芝麻末，搅拌均匀即可。每日服1～2次。本品适用于燥热内结、津液不足型便秘。

（2）**山药茯苓莲子粥**：取山药200克，茯苓50克，大枣（去核）50克，莲子（去心）50克，粳米50克。山药、茯苓、大枣切碎备用，莲子洗净。将粳米与其他食材一起加水熬粥，煮熟即可。本品适用于身体衰弱、气血不足型便秘。

4 预防与护理

便秘重在预防，对于稍大的小儿应开始训练按时大便。牛乳喂养的小儿，如发生便秘，可在牛奶中多加点糖，也可以给孩子喂些果汁。半岁左右的小儿应及时增加辅食，再大一点的婴儿应及早进食一些粗粮。儿童不仅要吃一些粗粮，还应该进食含纤维素较多的蔬菜，以预防便秘。除此以外，参加适当的体育活动也可以避免便秘的发生。

（八）小儿反复感冒

感冒就是医学上所说的上呼吸道感染。反复上呼吸道感染的诊断名称是近十几年来才出现在《中医儿科学》中的，上呼吸道感染是儿科常见病，若在一段较长的时间内反复感染发病即可称为反复上呼吸道感染，也就是小儿反复感冒。

本病多见于学龄前儿童，婴幼儿更为多见，发生的原因多样，如换季时温度骤变、异物异味刺激、抗感染能力低下等。反复感冒会给小儿的健康造成很多不利的影响，可能引发或并发多种疾病，如鼻窦炎、扁桃体炎、腺样体肥大、支气管炎、哮喘、肺炎等，并可以由此引发心肌炎、肾炎、关节炎等。因此，不可轻视此病。本病与古籍中的虚人感冒近似。

中医认为小儿反复感冒多由正气不足，卫气虚弱，正不敌邪，身体屡遭外邪侵入引起，正邪消长变化，所以疾病时发时止，反复不愈，甚或外邪深入体内，恋而不去，并发其他疾病。临床上常见以下几种证型。

营卫失和、邪毒留恋型：表现为反复感冒，或每次感冒病程较长、迁延不愈，发病时间与季节、接触或进食特定物品或食品有关，可伴有皮肤黏膜发痒、鼻衄、湿疹等症状，患儿动辄汗出，扁桃体或腺样体肿大。舌质淡，苔薄白或花剥，脉浮数无力，指纹紫滞。

肺脾两虚、气血不足型：表现为反复感冒，面色无华，少食，形体消瘦，肌肉松软，大便溏薄，乏力汗出。舌质淡，苔薄白，脉无力，指纹淡。

肾虚骨弱、精血失充型：表现为反复感冒，甚则咳喘，夜重昼轻，面色苍白，汗出不温，四肢发凉，囟门闭合过晚，牙齿萌出过迟，或伴有鸡胸、龟背。舌质淡，苔薄白，脉细无力，指纹淡。

1 手法治疗

（1）冯氏小儿捏脊手法

此病应以调整阴阳，增强小儿适应能力和抵抗力为基本治疗原则。冯氏小儿捏脊手法在治疗小儿反复感冒时共捏6遍，从第3遍开始，选择一遍重提膀胱经上的相关背俞穴。由于此病的发病与肺、脾、肾三脏的虚弱相关，故捏脊时可着重刺激三焦俞、肾俞、脾俞及肺俞，以达到扶助正气、调和阴阳、防治感冒的作用。

（2）辅助手法

在运用冯氏小儿捏脊手法的基础上，根据不同的证型可以配合其他小儿推拿手法进行辅助治疗以提高疗效。小儿推拿手法讲究轻快持久，用力柔和均匀，一般推揉手法频率为每分钟100～200次，而复合手法则按遍数来计算。

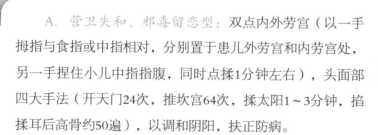

A. 营卫失和、邪毒留恋型：双点内外劳宫（以一手拇指与食指或中指相对，分别置于患儿外劳宫和内劳宫处，另一手捏住小儿中指指腹，同时点揉1分钟左右），头面部四大手法（开天门24次，推坎宫64次，揉太阳1～3分钟，掐揉耳后高骨约50遍），以调和阴阳，扶正防病。

B. 肺脾两虚、气血不足型：擦头颈之交（一手扶小儿前额，一手小鱼际横置于小儿风池、风府穴处，快速来回擦动，边擦边移动直至擦遍整个头颈之交，以透热为度），点揉双侧肺俞1～3分钟，补脾经1～3分钟，以补益肺脾之气，预防感冒。

C. 肾虚骨弱、精血失充型：推上三关，每侧3～5分钟，点揉双侧肾俞各1～3分钟，以增强体质，提高小儿适应能力，减少外感。

2 中成药治疗

（1）**玉屏风颗粒**：11岁以上儿童及成人每次5克，一天3次，开水冲服。8～10岁儿童每次服成人单次量的2/3，6～7岁儿童服1/2，4～5岁儿童服1/3，3岁以下儿童服1/4。适用于肺脾两虚、气血不足型反复感冒。

（2）**桂枝颗粒**：11岁以上儿童及成人每次5克，一天3次，开水冲服。8～10岁儿童每次服成人单次量的2/3，6～7岁儿童服1/2，4～5岁儿童服1/3，3岁以下儿童服1/4。适用于营卫失和、邪毒留恋型反复感冒。

（3）**六味地黄丸（大蜜丸）**：11岁以上儿童及成人每次9克，一天2次，开水送服。8～10岁儿童每次服成人单次量的2/3，6～7岁儿童服1/2，4～5岁儿童服1/3，3岁以下儿童服1/4。适用于肾虚骨弱、精血失充型反复感冒。

3 药膳调理

（1）**山药黑豆汤**：取山药、黑豆、枸杞各50克，冰糖适量。将黑豆浸泡一夜，枸杞洗净，山药洗净切成块备用。将泡好的黑豆和切好的山药放入锅内加适量清水煮粥，待黑豆软烂后放入枸杞和冰糖烧煮片刻，搅匀即可食用。本品适用于肾虚骨弱、精血失充型小儿反复感冒。

（2）**雪梨银耳猪肺羹**：取雪梨250克，银耳30克，猪肺750克，姜片、盐各适量。将雪梨洗净去核，切成块；银耳浸泡后去除根蒂部硬结，撕成小朵，洗净备用；猪肺收拾干净，切块，余水。在砂锅中加入适量水，煮沸后加入全部食材及姜片，大火烧开后，改用小火煲3个小时，最后加盐调味即可。本品适用于肺脾两虚、气血不足型小儿反复感冒。

（3）**白萝卜雪梨汤**：取白萝卜、雪梨各1个，儿童蜂蜜适量。将白萝卜洗净，切成小片；雪梨洗净去核，切块；把切好的白萝卜片、雪梨块及蜂蜜一同入碗放锅内隔水蒸15分钟至熟，即可服用。本品适用于营卫失和、邪毒留恋型小儿反复感冒。

④ 预防与护理

饮食多样、富于营养，不偏嗜冷饮，注意休息，养成良好的作息习惯，劳逸结合。出汗较多时，注意保暖，勿汗出当风。适当参加体育运动，保持大便通畅。

（九）咳嗽

咳嗽是儿科常见病，在婴幼儿尤其多见并较重，常继发于上呼吸道感染，并为多种小儿急性传染病的临床表现，如麻疹、百日咳、伤寒等。

本病病因大多为各种病毒或细菌的感染。引起上呼吸道感染的病毒都可以成为咳嗽的病原体，常见的细菌有肺炎球菌、溶血性链球菌、葡萄球菌及流感杆菌等。

本病发生可急可缓，大多先有感冒，也可忽然出现干咳，以后渐有呼吸道分泌物。本病的症状可轻可重，轻者可无其他明显症状，重者体温可达38～39℃，2～3天即退，患儿感觉疲累，影响睡眠和食欲，甚至出现呕吐、腹泻、腹痛等消化道症状，年长儿可有头痛与胸痛。咳嗽持续的时间一般在7～10天，有时可迁延2～3周，甚至见好后又复发。本病如果治疗不及时可引起肺炎，体弱儿还可并发中耳炎及喉炎。

中医认为本病主要为感受外邪所引起。邪气首犯肺卫，肺主气，司呼吸，肺为邪侵，宣降失司，肺气上逆，即致咳嗽。风为百病之长，多挟邪而病，可挟寒邪，也可挟热邪。同时小儿脾胃薄弱，易为乳食所伤，致使脾失健运，出现痰浊内生的咳嗽。也可因小儿肝气偏盛，心经蕴热而出现痰热咳嗽。小儿咳嗽常见以下四种证型。

风寒咳嗽：常见的症状有咳嗽频作，干咳为主，或有少量的稀白痰，咽痒声重，鼻塞流涕，怕冷，头痛，无汗或发热。舌淡苔薄白，脉浮紧，指纹红。

风热咳嗽：常见的症状有咳嗽不爽或咳声重浊，痰黏稠色黄，不易咳出，口渴，咽痛，鼻流浊涕或伴有发热、头痛、恶风、微出汗等。舌苔黄腻，脉濡数，指纹紫。

痰热咳嗽：常见的症状有咳嗽，痰多色黄、黏稠难咳，甚则气息粗促，喉间痰鸣，或伴发热口渴，烦躁不宁，小便黄少，大便干结。舌苔腻，脉滑数，指纹紫。

痰湿咳嗽：常见的症状有咳嗽痰多、色白而稀，喉间痰声漉漉，胸闷，厌食，精神不振。舌苔白腻，脉滑，指纹淡。

① 手法治疗

（1）冯氏小儿捏脊手法

　　冯氏小儿捏脊手法在治疗咳嗽时共捏6遍，从第3遍开始，选择一遍重提膀胱经上的相关背俞穴，从下向上依次为脾俞、肺俞、风门及大杼，通过刺激这些背俞穴，可以调整小儿脏腑功能，以起到清肃肺金、祛邪止咳的作用。

（2）辅助手法

　　在运用冯氏小儿捏脊手法的基础上，根据不同的证型可以配合其他小儿推拿手法进行辅助治疗以提高疗效。小儿推拿手法讲究轻快持久，用力柔和均匀，一般推揉手法频率为每分钟100～200次，而复合手法则按遍数来计算。

　　A. 风寒咳嗽：清肺经3～5分钟，以清肃肺脏，化痰顺气，祛除邪气；掐揉二扇门1～3分钟，以温中散寒，解表止咳；揉外劳宫1分钟，以发散风寒。

B. 风热咳嗽：清天河水3~5分钟，以清内热，驱邪外出；拿列缺1分钟，以发汗解表止咳；运内八卦2~3分钟，以化痰行气，痰浊消则咳止。

C. 痰热咳嗽：揉掌小横纹5~8分钟，以化痰止咳；揉膻中1~2分钟，以开胸顺气，化痰散结止咳。

D. 痰湿咳嗽：搓摩胁肋5~10遍，以化痰散结，降气平肝；揉天突1~3分钟，以理气化痰止咳；点按双侧丰隆10次，以健脾化湿，化痰止咳。

❷ 中成药治疗

（1）**通宣理肺口服液：**每服1~2支（10~20毫升），日服3次。患风寒咳嗽的年长儿可选服。

（2）**感冒止咳冲剂：**每服1袋（3克），日服3次，温水化服。患风寒咳嗽伴明显发热、严重头痛鼻塞的小儿可选服。

（3）**儿童清肺口服液：**每服1支（10毫升），日服3次（3岁以下小儿酌减）。患风寒咳嗽的学龄前儿童可选服。

（4）**急支糖浆：**每服20~30毫升，日服3~4次（3岁以下小儿酌减）。适用于风热咳嗽。

（5）**热炎宁颗粒：**每服1袋（4克），日服1~2次（3岁以下小儿酌减）。如小儿患风热咳嗽，且发热、咽炎明显，可在使用急支糖浆的同时加服本药。

（6）**祛痰灵口服液：**每服10~20毫升，日服2~3次（3岁以下小儿酌减）。适用于痰热咳嗽。

（7）**儿童咳液：**每服10毫升，日服4次；1~3岁，每服5毫升，日服4次。适用于痰热咳嗽，且小儿咳嗽气喘，咽干喉痛明显。

（8）**二陈丸：**每服3~6克，日服2次，温开水送服（3岁以下小儿酌减）。适用于痰湿咳嗽。

（9）**蛇胆陈皮口服液**：每服10毫升，日服2~3次（3岁以下小儿酌减）。适用于痰湿咳嗽，且小儿痰多，咳之不尽。

（10）**气管炎咳嗽痰喘丸**：每服15~30粒，日服2次（8岁以内小儿酌减）。适用于痰湿咳嗽，且小儿胸闷痰盛，气促哮喘明显。

❸ 饮食药膳

（1）**鱼腥草薏米芦根羹**：取鲜鸡蛋4个，鲜鱼腥草100克，薏米90克，鲜芦根100克，冰糖适量。将薏米洗净，放入锅内，加清水适量，武火煮沸后，文火煲1小时。放入洗净的鱼腥草、芦根，再煲半小时。取汁冲入鸡蛋白、冰糖中，搅匀服之。本药膳适用于风热咳嗽或痰热咳嗽。

（2）**葱白生姜粥**：取大米50克，生姜5片，连须葱白5段。将大米放砂锅中加入适量水煮粥，煮沸后加入全部葱姜，大火煲开后改小火熬，熬好后趁热服用。本药膳适用于风寒咳嗽。

（3）**白萝卜芡实雪梨汤**：取白萝卜、雪梨各1个，芡实50克，儿童蜂蜜适量。将白萝卜洗净，切成小片；雪梨洗净去核，切块；将芡实洗净放砂锅中加入适量水煮沸，再把切好的白萝卜片、雪梨块及蜂蜜一同放入熬汤服用。本药膳适用于痰湿咳嗽，阳虚及气虚体质者不宜久服。

❹ 预防与护理

咳嗽是小儿常见病，预防本病发生的关键在于提高小儿自身的抗病能力。平素要积极锻炼身体，避免外感；生活作息要规律，保证睡眠充足；保持居室环境清洁卫生，注意室内通风。在流感多发的季节，不要带孩子去人员密集的公共场所，避免与患病小儿密切接触；饮食要注意营养搭配，不要偏食。如果小儿得了急性气管炎，一定要注意休息，不要做剧烈的体育活动，也不要吃冷食。同时要及时就诊服药，待病症消失后再恢复正常的活动。

（十）夜啼

夜啼是指小儿在夜间常常啼哭，在白天却一如常人的一种病症。本病多见于新生儿及6个月以内的婴儿。本病虽为小疾，但在诊断时需要与各种皮肤病、佝偻病、疝气、蛲虫病等引起身体不适或护理不当引起的夜啼进行鉴别。

引起小儿夜啼的原因首先是居住环境不适，如室内温度过高、光线过强、睡眠环境不安静，也可以是尿布被浸湿，没有吃饱或食乳过多等。祖国医学认为，寒邪凝滞会导致气机不通，心经积热会导致心神不宁，加之惊恐惧怕，以上因素皆可引起小儿夜啼。本病大致可分为以下几种证型。

虚寒夜啼： 本型多见于先天不足的乳儿，症状可见小儿生后体弱多病，面色青白，四肢发凉，食欲差，哭声低微，哭时无眼泪，灯亮则哭止，大便时干时稀，小便清长。

心火上炎夜啼： 主要症状有乳儿面红、身热，白天烦躁不安，夜间啼哭不止，哭声大，眼泪多，眼屎多，见灯亮则哭更甚，小便黄。

肝热或受惊夜啼： 主要症状有睡中时发惊惕而夜啼，哭声尖锐，时高时低，时急时缓，入母怀则哭止，鼻周发青，脉急或脉乱不正。

❶ 手法治疗

（1）冯氏小儿捏脊手法

夜啼小儿阴阳异位，日夜颠倒，故本病应以调和阴阳、宁心安神为主要治疗原则。冯氏小儿捏脊手法在治疗夜啼时共捏6遍，从第3遍开始，选择一遍重提膀胱经上的相关背俞穴，从下向上依次为脾俞、肝俞、心俞，通过刺激这些背俞穴，可以调整小儿脏腑功能，从而起到健脾和中，清心肝之火，宁心安神的作用。

（2）辅助手法

在运用冯氏小儿捏脊手法的基础上，根据不同的证型可以配合其他小儿推拿手法进行辅助治疗以提高疗效。小儿推拿手法讲究轻快持久，用力柔和均匀，一般推揉手法频率为每分钟100～200次，而复合手法则按遍数来计算。

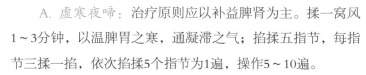

A. 虚寒夜啼：治疗原则应以补益脾肾为主。揉一窝风1～3分钟，以温脾胃之寒，通凝滞之气；掐揉五指节，每指节三揉一掐，依次掐揉5个指节为1遍，操作5～10遍。

B. 心火上炎夜啼：治疗原则应以清泻心火为主。清心经、小肠1～3分钟，以清心导赤，宁心安神；揉曲池1～3分钟，清天河水3～5分钟，以解肌透热，清热除烦。

C. 肝热或受惊夜啼：治疗原则应以镇静安神为主。拿肩井1～3次，以定惊止啼；按揉内关1～3分钟，以宁心安神。

❷ 中成药治疗

（1）六味地黄丸（大蜜丸）： 11岁以上儿童及成人每次9克，每天2次，开水送服。8～10岁儿童每次服成人单次量的2/3，6～7岁儿童服1/2，4～5岁儿童服1/3，3岁以下儿童服1/4。适用于虚寒夜啼。

（2）导赤丸： 新生儿每服1／3丸，乳儿每服1／3～1丸，日服2次，温开水化汁送服，也可用灯芯草1.5克、淡竹叶6克煎汤送服。适用于心火上炎夜啼。

（3）琥珀抱龙丸： 新生儿每服1／3丸，乳儿每服1／3～1丸，日服2次，温开水化汁送服。适用于肝热或受惊夜啼。

❸ 药膳调理

（1）莲子粳米粥： 取莲子（去心）50克，粳米150克，冰糖适量。将莲子与粳米洗净加水入锅煮粥，熟后加入适量冰糖。每日1次，连服2周以上。适用于虚寒夜啼。

（2）**菊花枸杞茶**：取菊花10克，枸杞10克，代茶饮，可根据口味放适量冰糖。适用于肝热或受惊夜啼。

（十一）汗证

出汗是人正常的生理现象。汗证是指非正常出汗的现象，临床以全身或局部出汗过多，刚入睡即头汗大出弄湿枕巾，稍动则大汗淋漓为特征。多发生于5岁以下小儿。

病理性出汗根据出汗时间可分为自汗和盗汗；根据出汗的部位可分为头汗、胸汗、全身汗等。但临床上常兼夹出现，不宜绝对划分。

小儿汗证的发生多由体虚所致，其主要病因为禀赋不足，调护失宜。临床上常见以下几种证型。

肺卫不固型：以自汗为主，或伴盗汗，以头部、肩背部汗出明显，动则尤甚，患儿神疲乏力，面色少华，平时易患感冒。舌质淡，苔薄白，脉细弱。

营卫失调型：以自汗为主，或伴盗汗，汗出遍身而不温，患儿畏寒恶风，不发热或伴有低热，精神倦怠，胃纳不振。舌质淡红，苔薄白，脉缓。

气阴两虚型：以盗汗为主，也常伴自汗，患儿形体消瘦，汗出较多，精神不振，心烦少寐，寐后汗多，或伴低热、口干、手足心灼热，哭声无力，口唇淡红。舌质淡，苔少或见剥脱苔，脉细弱或细数。

1 手法治疗

（1）冯氏小儿捏脊手法

冯氏小儿捏脊手法在治疗汗证时共捏6遍，从第3遍开始，选择一遍重提膀胱经上的相关背俞穴。从下向上依次为肾俞、脾俞、厥阴俞及肺俞，通过刺激这些背俞穴调整小儿相应脏腑功能，以起到调和营卫、运脾补肾、益气固表、止汗敛汗的作用。

（2）辅助手法

在运用冯氏小儿捏脊手法的基础上，根据不同的证型可以配合其他小儿推拿手法进行辅助治疗以提高疗效。小儿推拿手法讲究轻快持久，用力柔和均匀，一般推揉手法频率为每分钟100～200次，而复合手法则按遍数来计算。

A. 肺卫不固型：揉肾顶1～3分钟，以固表止汗；揉足三里1～3分钟，以培土生金敛汗。

B. 营卫失调型：横擦七节骨，以透热为度，既能培补元气、固表止汗，又能利小便、减少汗出；清天河水1～3分钟，以清热凉血，调和营卫。

C. 气阴两虚型：揉二人上马3～5分钟，以养阴清热；补肾经1～3分钟，以滋阴补肾，敛汗。

❷ 中成药治疗

（1）玉屏风颗粒：11岁以上儿童及成人每次5克，一天3次，开水冲服。8～10岁儿童每次服成人单次量的2/3，6～7岁儿童服1/2，4～5岁儿童服1/3，3岁以下儿童服1/4。适用于肺卫不固型汗证。

（2）桂枝颗粒：11岁以上儿童及成人每次5克，一天3次，开水冲服。8～10岁儿童每次服成人单次量的2/3，6～7岁儿童服1/2，4～5岁儿童服1/3，3岁以下儿童服1/4。适用于营卫失调型汗证。

（3）生脉饮口服液：11岁以上儿童及成人每服5～10毫升，日服2次。8～10岁儿童每次服成人单次量的2/3，6～7岁儿童服1/2，4～5岁儿童服1/3，3岁以下儿童服1/4。适用于气阴亏虚型汗证。

❸ 药膳调理

（1）泥鳅汤：取泥鳅200克。用热水将泥鳅的黏液洗净，去除内脏备用。油锅烧热，将泥鳅入锅煎至焦黄，加水一碗半煮至大半碗，加盐调味。喝汤，每日1次，连服3天。适用于肺卫不固型汗证。

（2）百合莲子羹： 取百合30克，粳米100克，莲子（去心）30克。将百合、粳米及莲子洗净后，加适量的水入锅熬，待粥质黏稠后即可食用。每日三餐食用。适用于气阴两虚型汗证。

❹ 预防与护理

进行适当的户外活动与体育锻炼，注意病后调理，避免直接吹风。注意个人卫生。及时拭汗，但不要用冷湿毛巾以免受寒。应及时补充水分，勿食辛辣、烧烤、肥甘厚味，注意调节室温。

（十二）遗尿症

3岁以上的小儿仍无控制排尿的能力，医学上称为遗尿症。大多数小儿多为夜间遗尿，故本病又叫夜尿症。如果小儿夜间偶有遗尿，应不视为病态。

引起遗尿的原因是多方面的，如体弱多病、突然受惊、过度劳累、更换环境等。但有一小部分小儿的遗尿症是由其他疾病引发的，如大脑发育不全、脑炎后遗症、脊柱裂、包皮过长、蛲虫病等。

治疗遗尿症应首先明确病因，行病因治疗，比如由其他疾病引起的遗尿症，则应治疗原发病。

中医学认为小儿遗尿症多属虚证，常见肾气不足和脾肺气虚两型。实证少见，以肝胆湿热型为主。

肾气不足型： 常见症状有夜间遗尿，白天小便次数多而清亮，患儿怕冷喜热，面色白，体弱多病，夜间不易叫醒。

脾肺气虚型： 常见的症状有夜间遗尿，白天小便次数多，患儿面色白，无光泽，易外感，体弱无力，爱长出气，食欲差，肚子胀，大便次数多，或有大便溏泄。

肝胆湿热型： 本型遗尿可突然发生，患儿小便短涩，同时伴有两胁串痛，两眼发红，头晕耳鸣，性情急躁。

1 手法治疗

（1）冯氏小儿捏脊手法

冯氏小儿捏脊手法在治疗遗尿症时共捏6遍，从第3遍开始，选择一遍重提膀胱经上的相关背俞穴。从下向上依次为肾俞、脾俞、肝俞、心俞及肺俞，通过这些背俞穴，可以调整小儿相关脏腑功能，以达到固摄止尿的目的。

（2）辅助手法

在运用冯氏小儿捏脊手法的基础上，根据不同的证型可以配合其他小儿推拿手法进行辅助治疗以提高疗效。小儿推拿手法讲究轻快持久，用力柔和均匀，一般推揉手法频率为每分钟100～200次，而复合手法则按遍数来计算。

A. 肾气不足型：补肾经（旋推法）1～3分钟，揉太溪1～3分钟，以温补肾阳；上推三阴交2～3分钟，以固摄止遗。

B. 脾肺气虚型：点揉足三里1～3分钟，以健脾益气，固摄止遗；补脾经、肺经1～3分钟，以补益脾肺之气。

C. 肝胆湿热型：清肝经3～5分钟，推下六腑1～3分钟，揉小天心2～3分钟，以安神除烦，清利湿热。

2 中成药治疗

（1）桂附地黄丸： 11岁以上儿童及成人每服1丸，日服2次，淡盐水送服。8～10岁儿童每次服成人单次量的2/3，6～7岁儿童服1/2，4～5岁儿童服1/3，3岁以下儿童服1/4。适用于肾气不足型遗尿症。

（2）**补中益气丸**：11岁以上儿童及成人每服3克，日服2次，温开水送服。8～10岁儿童每次服成人单次量的2/3，6～7岁儿童服1/2，4～5岁儿童服1/3，3岁以下儿童服1/4。适用于脾肺气虚型遗尿症。

（3）**热淋清颗粒（含糖型，每袋8克）**：11岁以上儿童及成人每服1袋，日服3次。8～10岁儿童每次服成人单次量的2/3。6～7岁儿童服1/2。4～5岁儿童服1/3。3岁以下儿童服1/4。适用于肝胆湿热型遗尿症。

❸ 药膳调理

（1）**山药核桃粥**：取山药100克，核桃仁、薏米各50克，盐适量。将山药去皮洗净，切片，核桃仁洗净晾干研成粗末。薏米洗净后入砂锅，加水煮沸，文火熬1小时后放入山药片、核桃末，再用文火煮15分钟后，加入适量盐即可食用。适用于肾气不足型遗尿症。

（2）**韭菜炒鸡蛋**：取韭菜200克，鸡蛋2个，植物油、盐各适量。将鸡蛋磕入碗中，搅打均匀，放入适量盐，韭菜洗净切段。炒锅上火，倒植物油烧热，入鸡蛋炒熟，再放入切好的韭菜，加适量盐，翻炒片刻后，即可食用。适用于脾肺气虚型遗尿症。

（3）**爆炒腰花**：取猪腰200克，莴笋30克，香菇10克，蛋清少许，葱丝、料酒、酱油、香油、盐、白糖、淀粉、植物油、高汤各适量。将猪腰切成两半，收拾干净，切十字花刀，入沸水中余一下，再放冷水中浸泡；将莴笋和香菇切片备用。锅中倒油烧热，倒入腰花略炒，捞出沥油。原锅留底油，放入葱丝、莴笋、香菇、料酒、白糖、酱油、盐、高汤煮沸，加入腰花翻炒均匀，用淀粉勾芡，淋上香油即可出锅。适用于肾气不足型遗尿症。

❹ 预防与护理

对于因自幼没有训练自觉控制排尿而发生遗尿现象的小儿，只要加强训练，遗尿现象很快就会消失。对于体弱多病、大脑皮层功能失调而发生遗尿的小儿，应注意增强体质，加强营养和锻炼。对于因各种明显的精神因素所致遗尿的小儿，家长应采取正确的教育方法，解除小儿的精神负担。小儿得了遗尿症，家长不要采取斥责的态度，要给小儿安排合理的生活，让其不要过度劳累，睡觉前少喝一点水，夜间定时唤醒小儿排尿，遗尿症好转时家长应予鼓励。如果小儿的遗尿症是由于其他病引发的，则应积极治疗原发病。另外，各地区也有不少土方、验方治疗小儿遗尿症。例如肾气不足型可选用桑螵蛸一味，每岁用1个，炒黄研面，温开水冲服。脾肺气虚型可选用中药白果，每日5～10个，炒熟后食用。

第八章

冯氏医家

趣闻逸事

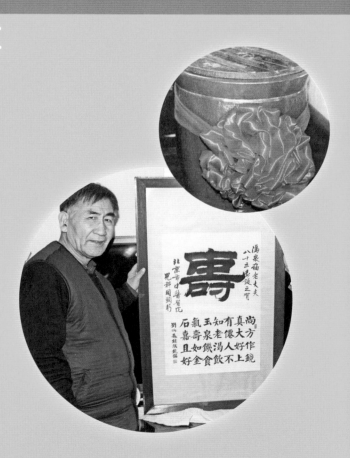

一、名医施今墨和大医冯泉福的杏林情缘

解放后，中医事业受到党和政府的重视与关怀，冯氏医家和冯氏小儿捏脊疗法也获得了新生。随着人民生活水平和健康意识的提高，到了20世纪50年代中期，冯氏医家每天的门诊量已达1500人次以上。每天清晨天刚蒙蒙亮，带着孩子前来捏脊的家长们就在冯家门外排起长龙，熙熙攘攘，好不热闹，沿街还有很多贩卖糖豆等小食品、儿童玩具的小贩。秋末是每年捏脊的高峰，此时排队的人群常常沿着西城区众议院夹道胡同延拐几个弯，几百人的长队可排到抄手胡同。这使得冯家人不得不提早到5点左右开诊。在最忙的时候，冯氏医家大约有10人一起工作，多数人为孩子进行治疗，其他人则进行问诊、登记、发药、维持秩序等工作。对于经济较为困难的家庭，冯氏医家经常给予减免收费。到了中午，工作结束后，全家出动，清扫街道，使街道保持干净清洁。冯氏医家为新中国儿童医疗保健事业做出的贡献，以及他们严谨的工作作风和家风善厚的道德品质，得到了远近邻里的尊敬和爱戴。1956年，冯泉福老大夫被邀请到北京中医医院工作，1959年冯老正式成为国家医务工作者并担任起儿科捏脊室领导的工作。当时京城四大名医之一的施今墨对冯氏医家的捏脊术十分重视和敬仰，他多次亲自邀请冯老到家中做客，详细了解冯氏医家的家史，

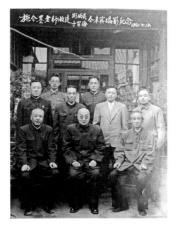

图62　1960年,冯老受邀参加施今墨老先生收徒仪式

家族医技传承史，冯氏小儿捏脊术的治疗原理、适应证、禁忌证，冯氏口服消积散和冯氏外敷化痞膏的制作流程及经验，并对冯氏小儿捏脊疗法做出了高度的评价——"冯泉福先生在北京家传四代，历百余年专为小儿捏脊，誉遍城郊，疗效超卓"。他还说，"尤以冯氏捏脊手法与众不同。它的疗法简便，疗效显著，最受劳动人民的爱戴。"1960年4月24日，施今墨的收徒仪式上，他特别邀请冯泉福老大夫参加并合影留念（图62），这张照片一直珍存在冯氏家族中，给后人留下了美好的回忆。

一代名医施今墨和大医冯泉福这段杏林情缘感动着我们，激励着我们为中医事业的继承和发展贡献自己的力量。

二、1962年国家领导人邀请冯泉福老大夫出席新年国宴

新中国成立后，冯氏医家的捏脊疗法在党和政府的关怀与支持下，经过十几年的推广与普及，到了20世纪50年代末60年代初，因其疗效明显，已经誉满京城，家喻户晓。1962年新年到来之际，国家领导人陈毅、聂荣臻、陆定一邀请冯老出席当年元月5日在人民大会堂宴会厅举行的一年一度的新年宴会。这体现了党和政府对中医事业的重视，对冯氏医家的关怀。那封珍贵的邀请函至今仍珍存在冯氏家族中，给家族留下了美好的回忆和永远的纪念。

三、文脉相通、笔医相融——忆书法家刘炳森挥毫为

冯老85岁大寿祝福

1987年正值冯泉福85岁大寿之年，对于这位德高望重，将毕生精力都无私地献给了儿童健康事业的长者，怎样表达全科医护人员的崇敬之心呢？在科主任的指示下，我作为冯老的助理负责这件事的筹划工作。搞什么活动呢？送什么礼物呢？我一时想不出好点子来。我征求了周围不少同事的建议，有的同事说给冯老定做一个大寿桃，有的说冯老定做一套衣服，有的说给冯老买块好手表，还有很多的建议。我感觉这些建议都不够理想，正在这时，曹英信大夫找到我，笑呵呵地跟我说："我出个主意吧。"我说："好哇，我正拿不定主意呢！"曹大夫说："我请书法大家给冯老写幅字吧！"我说："太好了，有把握吗？""有！请刘炳森写吧。"曹大夫信心满满地说。有关书法家刘炳森的情况我略知一二，刘炳森先生是国内著名的书法家，以隶书、楷书而闻名，兼长行、草。他的作品多次在日本、美国、新加坡展览，他当时是中国书法家协会副会长，大名鼎鼎。我在文房四宝的聚

集地琉璃厂曾见过刘先生，但不熟悉，这次可以见上一面了。待曹大夫给我联系好时间又写了封信，我便如期登门拜访了。见到刘先生后，没有想到他对人那样热情谦和。他的居室不算太大，但十分整洁干净，室内文气十足。在谈话中，刘先生详细询问了医院、科室的情况，又重点了解了冯氏家族的历史、技术传承、冯老的工作和身体状况。当我把冯老将一生的精力全部倾注到儿童健康事业中的事迹讲给刘先生的时候，他连连点头，表示赞许和钦佩，并鼓励我一定要把这门技艺传承好，发扬光大。最后，他握住我的手说："一周后来取吧！"

一周后我如期而至，刘先生早已在家静候，他把写好的字放在桌案上慢慢摊开。眼前的这幅作品使我喜出望外。刘先生用了几种不同的字体书写，突出的"寿"字苍劲有力，他又将汉代铜镜铭文七言诗书写在"寿"字下面："尚方作镜真大好，上有仙人不知老，渴饮玉泉饥食气，寿如金石嘉且好。"（图63）这种匠心独具的布局，字美如画的风格，实在是绝无仅有。这幅字、这首诗完全可以表达全体儿科同人对冯老的美好祝愿。当时我不知道怎么感谢刘炳森先生，只是紧紧握住他的手，连声道谢。"不用客气，这也是我对冯老的敬意和祝贺，回去后代我向冯老问好。"刘炳森先生非常谦和地和我告了别。拿着这幅字，我如获至宝，赶快回到医院，当我把这幅字在冯老面前展示的时候，冯老非常高兴，连声说："真好！真好！"有了这幅字，我心里踏实多了，总算表达了我们大家的心意。而后，我们全科工作人员在儿科病房会议室为冯老85岁大寿举行了一次隆重的茶话会，全体医护人员喜气洋洋，欢声笑语，以茶代酒，为冯老祝寿，至今我还珍存着

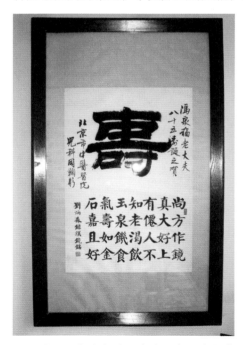

图63　书法家刘炳森为冯老85岁大寿贺词

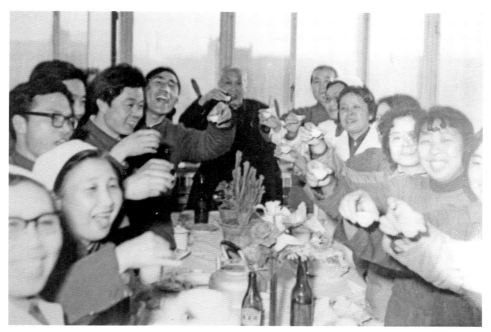

图64　北京中医医院儿科全体人员为冯老85岁大寿祝贺

这次茶话会的相片（图64）。

　　时过境迁，冯老已于1989年驾鹤西去，刘炳森先生也英年早逝，但是他们对事业的忠诚与热爱，对人的真诚与热情永远是我们学习的榜样，也是我努力工作，搞好中医事业继承和发展工作的动力。几年前我再次到冯家拜访，当看到墙上悬挂着的那幅"寿"字，我仿佛又看到了20多年前冯老晚年那老当益壮的高大身材和他那慈祥的笑容，心情久久不能平静。我和冯老的儿子冯振家先生一起在那幅字旁合影留念，以表对冯老的缅怀（图65）。

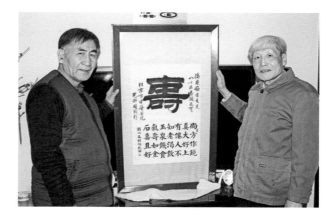

图65　佘继林与冯老之子合影

四、冯氏医家的传家宝——双釉缸

提起传家宝，人们想到的大多是金银财宝或玉石钻翠，但是冯氏医家的传家宝却是一口割舍不掉，处理不忍，存放不便，几代传承用于制作冯氏化痞膏沉淀香油用的双釉缸（图66）。这口缸记录了冯氏医家几代人在制作冯氏化痞膏时对药物质量的苛求，冯氏医家不仅对药物质量严格把关，对使用的辅料——香油的质量也十分重视。为了保证膏药的高质量，冯家每年购置的香油都是由固定的供应商户用排子车，拉着大油篓送来的。为了使油质更为纯净，冯氏医家几代人都用这口缸沉淀香油，香油经过一年的沉淀后方可用于制药。新中国成立前及初期，人们的生活水平不高，所以冯氏医家舍不得丢弃缸底剩下的油底和油渣，经再次沉淀后供自家人食用。冯老在世的时候多次和我讲这口缸的来历，并告诉我这口缸的特点是里外双釉，可以防止香油外渗。20世纪90年代初我见到了冯老的家人，再次回忆起冯老在世时的往事，其间又谈起家中这口双釉缸它是冯氏家族几代人从事捏脊术的见证物，冯老的家人提出愿意把这口缸捐献给医院，作为永久的纪念。我及时把这个信息转达给医院及科室负责人，并得到各级领导的重视。2009年左右，时机成熟，在院领导的关心和支持下，科室委派我先行与冯老的家人联系。而后儿科部分同志到冯老家中做了一次深度采访，做了录音、录像和部分资料、图像的拍摄，对以往传承保存的资料做了进一步的

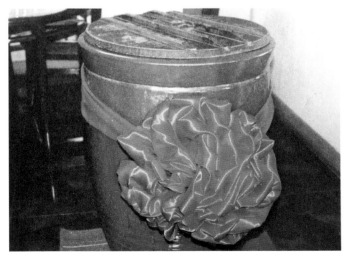

图66　冯氏医家祖传双釉缸

补充，并且对双釉缸的交接做了安排。

同年，医院党委副书记带领院办负责人、宣传中心工作人员、儿科部分同志前往冯老家参加捐赠仪式，医院向冯老的家人颁发了荣誉证书。从此，冯氏医家的传家宝双釉缸永远存放在北京中医医院的院史馆中，作为传承医德、医风和中医文化的见证。

五、冯氏医家和同春堂药店的医药情

冯泉福老大夫在世的时候多次和我提起过同春堂药店，他非常赞赏这家药店，它们的药物不但齐全而且质量上乘，特别是麝香在北京小有名气，这家店也历史久远，信得过，靠得住。基于这个原因，多年来冯氏医家制作膏、散所用的药物全部从同春堂药店购进。医、药两家由于几代人的相知、相近，最终成了亲密的供需伙伴，甚至当同春堂药店购进了冯家所需的上乘好药时，就会主动通知冯家并送药上门，好在两家的店址近，所以送药还算方便。据冯老的家人回忆，当时送药既没有现代化的交通工具，也没有现代箱袋的精美包装，其方法是把所购各种药物包好，放入一个软质的"铺包"内送来，然后由家人存放起来备用。

同春堂药店的历史背景、经营规模和特点，小有名气的原因，为什么得到冯氏医家这样的依赖，这些在我的脑海里一直是个谜。我苦苦寻索，找不到答案。功夫不负有心人，我终于在2000年的《首都医药》"科学普及篇"《名家名店》专栏中找到了答案，题目是《保胎送子同春堂》，作者是秦宇光。文章介绍同春堂前身是一家老药铺，位于宣武门内大街，在清代末年开业，据说其字号牌匾是清乾隆皇帝的老师所题，牌匾黑体金字，"同"字无钩，字体苍劲有力。文中说，同春堂的招牌药是麝香比天保真膏，专门治疗不孕不育。本药以麝香为主料，配以其他20余种药材，在药材的选料和配制上格外讲究，所选药材非道地药材不用，其配制工艺精湛，古法炮制，加工精细，可谓货真价实。

这篇文章还详细介绍了当时使同春堂药店兴盛的经营理念和经验。文章谈到，当时的经理柳生甫是一个精干心细、善于经营的人才，在经营上丝毫不肯马虎。为了扩大销售市场，增加营业额，他想尽了办法，以经营中药饮片为主，既批发又零售，前店后厂。同春堂以饮片、成药之全而闻名于京城。民国初期，同春堂的发展到了兴盛时期。其规模不断扩大，积累了雄厚的资金，房屋达六七十间，院落也在扩充。当时，店铺的北侧院门可供大马车通行，其规模由此可见一斑。同春堂还在新街口开设了圣济堂分号，新老店的员工加在一起达70多人。

柳生甫经理的精干、心细决定了他的经营风格。他时刻注意保持店内药物品种齐全，注意冷门货及短缺品种的进货，真正做到了别处有的，同春堂一定有，别处没有的，同春堂也准有。比如，在抗日战争期间，由于运输渠道不畅通，致使全市银花脱销。柳生甫根据当时的情况和自己多年的经验，提早组织店铺采购人员到河南采购了一大批银花，并以小包装邮寄的办法寄到北平，供给全市的药铺。全市的南北药行都到同春堂采购银花，使同春堂声名大噪。

看过这篇文章，我才理解了冯氏医家为什么对同春堂这样信任和重视。这体现了冯氏医家对药物质量的严格把关，这是我们后人应该借鉴和学习的。

六、北京动物园的黑猩猩受益于冯氏捏脊疗法

20世纪50年代中后期，在冯老身上发生了一件非常有趣又耐人寻味的事情，那就是北京动物园曾经邀请冯老给动物园的黑猩猩捏脊治疗消化道疾病。冯老在世的时候和我讲过这件事情，当时我感觉特别新奇，不可思议。还记得当时冯老讲那只黑猩猩还挺配合，至于具体细节，因为日久天长记不清了。前几年我有机会再次见到了冯老的儿子冯振家老先生，我专门就这件事进行了详细的询问。事情的经过大体是这样的：事情发生在20世纪50年代中后期，这是因为1959年以后冯老已正式参加医院工作，1957—1959年冯老是应聘半日在医院工作，冯振家老先生记不清当时冯老是否已应聘到医院工作。根据这个回忆，事情应该发生在20世纪50年代中后期，季节应在秋天，天气不算太凉。有一天，动物园工作人员来见冯老，其大意是讲，听说捏脊疗法对治疗小孩消化系统疾病效果很好，动物园有一只黑猩猩出现了消化不良，除了厌食外，还出现大便稀溏症状，想请冯老前

往诊治。冯老欣然答应，只是上午有门诊，只能下午前往。说定以后，动物园每天下午来人来车接送冯老，冯老按照冯氏小儿捏脊疗法的流程对黑猩猩进行了一个疗程的治疗，效果果然很好。我又追问那只黑猩猩有多大。冯振家老先生告诉我，具体年龄不知道，只是听冯老回来后讲，捏脊的时候挺有意思，那只黑猩猩趴在饲养员腿上，就和捏小孩子的姿势一样。从这个线索来看，那只黑猩猩应是只小猩猩。